SUPERサイエンス

身近に潜む食卓の危険物

名古屋工業大学名誉教授
齋藤勝裕 Saito Katsuhiro

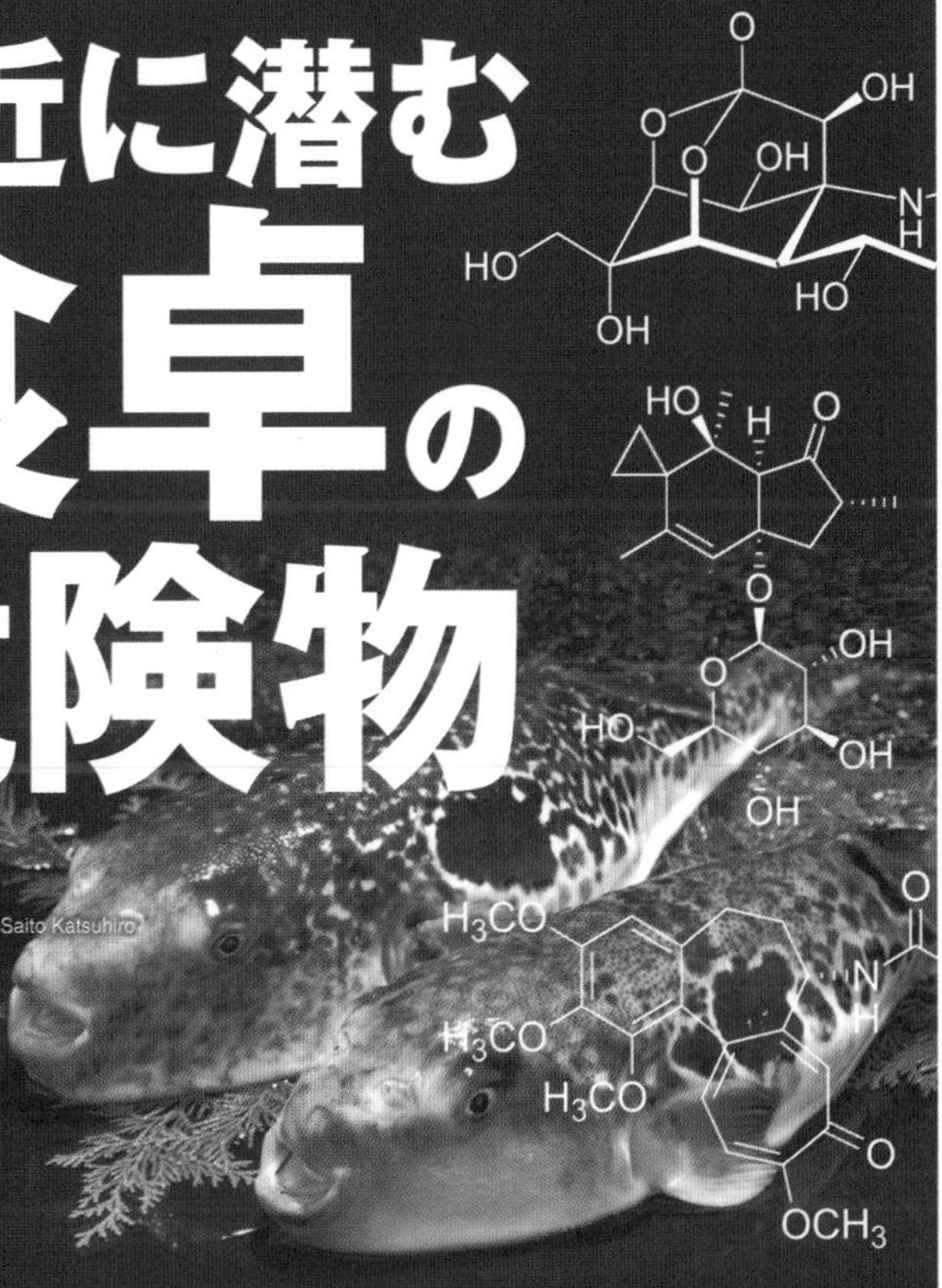

C&R研究所

■本書について

●本書は、2020年3月時点の情報をもとに執筆しています。

●本書の内容に関するお問い合わせについて

この度はC&R研究所の書籍をお買いあげいただきましてありがとうございます。本書の内容に関するお問い合わせは、「書名」「該当するページ番号」「返信先」を必ず明記の上、C&R研究所のホームページ(https://www.c-r.com/)の右上の「お問い合わせ」をクリックし、専用フォームからお送りいただくか、FAXまたは郵送で次の宛先までお送りください。お電話でのお問い合わせや本書の内容とは直接的に関係のない事柄に関するご質問にはお答えできませんので、あらかじめご了承ください。

〒950-3122　新潟市北区西名目所4083-6
株式会社C&R研究所　編集部
FAX 025-258-2801
「SUPERサイエンス 身近に潜む食卓の危険物」サポート係

はじめに

食卓は憩いの場です。美味しい物を食べながら楽しい会話を楽しみ、一日の疲れを取って明日に備える場です。そんな食卓に並ぶ物は美味しく、地味豊かで安全な物でなければなりません。

ところが、残念なことに必ずしもそうではありません。まかり間違うと毒物が並ぶことがあり、時にはバイキンに汚染された食品が並ぶことがあります。貝毒のように、普段は安全でおいしい食品が、ある時突然毒物を孕み、危険食品となることもあります。

春先の山菜や秋のキノコのように、安全でおいしい食品と思って食べたのに、実は間違って毒草や毒キノコを食べてしまったということもあります。加工食品には防腐剤、着色剤、漂白剤など、いろいろの化学薬品が混ぜられています。これらの中には健康にどうかな？と思われる成分も無いではありません。あるいは、食物は安全でも、食器が安全で無いこともあります。

本書は家庭の食卓に並ぶ可能性のあるいろいろの危険物を紹介したものです。本書を読んで頂いて、楽しくて安全な食事を楽しんで頂くことができれば、大変に嬉しいことと思います。

令和2年3月

齋藤勝裕

CONTENTS

CONTENTS

Chapter 5 危険な病原菌

Chapter 6 危険な食品添加物

CONTENTS

Chapter 7

危険な農薬・公害物質

Chapter 8

危険な食器・調理器具

Chapter 9 危険な現代科学操作

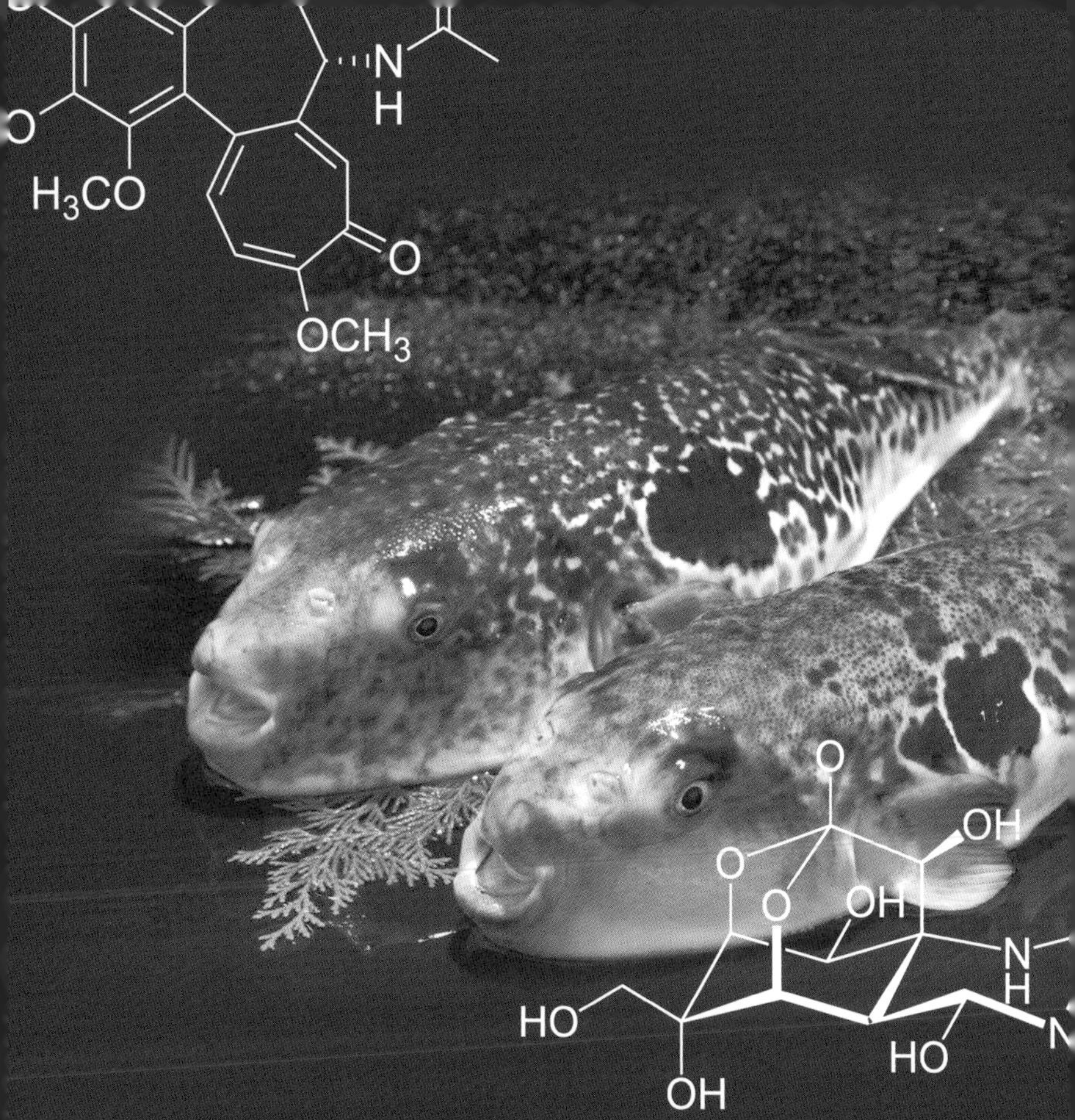

Chapter. 1
毒と危険物

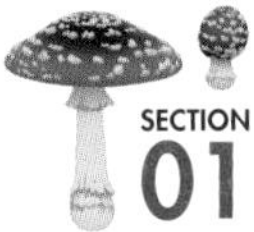

SECTION 01

危険物とは

安全で快適な生活を送りたいと言うのは誰しもが持つ願いです。しかし、現実の生活はそうでもありません。一旦家を出たらどこで交通事故に遭わないとも限りません。学校や職場で地震や火事に遭うかもしれません。そればかりではありません。家庭で使う電気器具が突然火を噴いて火傷をするかもしれません。私たちは危険と隣り合わせで生活しているのです。

❗物理的な危険物

私たちを危険な目にあわせる物質を危険物と言います。危険物の種類はたくさんあります。その数は数えきれないくらいです。しかし、分類することはできます。

最もわかりやすいのは物理的な危険物でしょう。物理的と言うのは、私たちに衝突するとか、加熱するとか、切りつけるとかして障害を負わせる危険物です。

典型的な物は自動車です。これほど便利で危険な物はありません。事故が無ければ私たちを任意の場所に短時間に快適に運んでくれる物ですが、いったん事故が起こったら、運転者だけでなく、同乗者、更には事故の相手の命までをも奪ってしまう凶器となります。

実用的な使用期間を過ぎた古い家電器具が火を噴いて火事になったと言うようなニュースが時折新聞に載ります。これも物理的な危険物と言ってよいでしょう。包丁やハサミを危険物としてあまり意識しすぎると日常生活に支障をきたしますが、これらが危険物であることは論を待ちません。

❗ 生物学的な危険物

都会でも田舎でも、野生動物は意外な所にたくましく生きています。たまにこのような野生動物が人間に危害を加えることがあります。

最近多いのはイノシシです。都会の大通り、それも京都の平安神宮の前の昔で言えば都大通りをイノシシが疾駆したという事件も起こっています。他にも、田舎の庭の杉の木の上にクマの親子が三日間も籠城し、脇に生えている柿の実を食べていたそうです。

これらは特殊な例としても、最近目に余るのがカラスです。道に出した生ごみの袋を食い破ってゴミを道路に散乱します。ここから腐敗菌が飛び散ったら危険極まりません。

野生動物だけでなく、ペットだっていつ危険動物に変貌するかわかりません。大型犬の土佐犬が飼い主や通りがかりの人に襲い掛かって大けがをさせたというニュースはそれほど珍しいものではありません。ペットのネコやハムスターだって機嫌を損ねれば引っ掻いたり噛み付いたりします。

賢そうな顔をしたオウムはオウム病という厄介な病気を伝染する可能性があることで注意喚起されています。

ⓘ化学的な危険物

最近注目される危険物は化学的な危険物です。よく言われるのが「まぜるな危険」です。

二種類の化学薬品を混ぜるととんでもない危険物が生じる可能性を言ったものです。化学薬品と言っても、化学研究室や化学系工場で使うような物ではありません、普通の家庭で普通の主婦が毎日のように使う物です。

❶ 塩素ガス

典型的な例はトイレ用洗剤と塩素系漂白剤の混合です。これを混ぜると塩素ガスCl_2が発生します。漂白剤に入っている地亜塩素酸カリKClOとトイレ洗剤

●「まぜるな危険」マーク

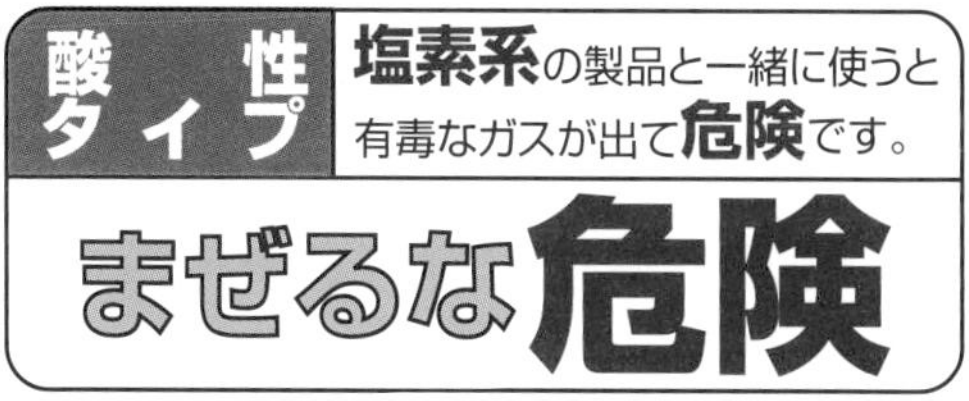
酸性タイプ
塩素系の製品と一緒に使うと
有毒なガスが出て危険です。
まぜるな危険

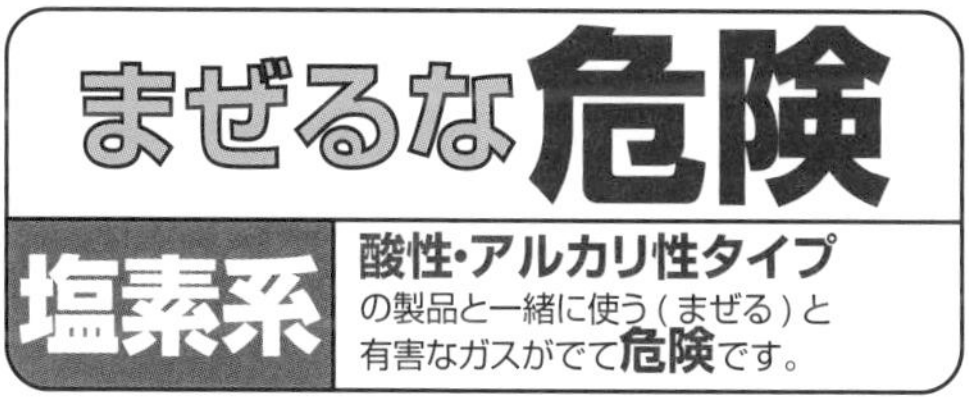
まぜるな危険
塩素系
酸性・アルカリ性タイプ
の製品と一緒に使う（まぜる）と
有害なガスがでて危険です。

に入っている塩酸HClの反応によるものです。

塩素ガスは第一次世界大戦においてドイツ軍が使用して多大な犠牲者を出したことでも知られる猛毒です。こんなものが台所やふろ場で発生したらたまったものではありません。

❷ 硫化水素

先年大きな社会問題になったのは硫化水素H_2Sによる自殺の多発でした。2008年1年間だけで1000人以上の方が亡くなっています。どこの家庭にでもありそうな2種類の薬剤を混ぜるだけで硫化水素が発生することがネットで流れたことが原因でした。

❸ 液体爆弾

誰でも買うことの出来る2種類の液体を混ぜると、混ぜただけでできるのが液体爆弾です。あまりに簡単に出来るので厨房爆弾《ちゅうぼうばくだん》などと呼ばれることもあるほどです。この様な物だけではありません。家庭園

●塩素ガス

$$KClO + HCl \rightarrow Cl_2 + KOH$$

芸で使う殺虫剤が危険なことはどなたでもご存知のはずです。

❹ 医薬品

薬は病気や痛みを直してくれる物だから、絶対に安全だなどと考えたらとんでもないことです。

多くの薬は毒と同じ物です。少量使うから薬になるのであって、はやく治るようになどと考えて、たくさん飲んだら命にかかわります。薬に「服用量」が明示してあるのはそのためです。あれは「これだけ飲みなさい」という表示ではなく「これ以上飲むと危険ですよ」という表示と受け取るべきです。かぜ薬を使った殺人事件だって起こっているくらいです。

❺ ドライアイス

アイスクリームを買うともらうのがドライアイスです。ドライアイスは二酸化炭素CO_2が冷えて固まった物です。室内に放置すると白い煙のような物を出します。これは、ドライアイスが融けて冷たい二酸化炭素の気体となり、それによって空気中の水蒸気が冷やされて水滴となったことによる細かい水滴の集りで、霧や雲と同じ物です。

ドライアイスは融けると二酸化炭素の気体になりますが、その時には体積が700倍以上にもなります。ドライアイスをビニールの袋に入れて置き、袋が破裂して大きな音を出したことを経験なさった方も多いでしょう。これがガラス瓶の中で起こったら爆弾と同じことで大事件となります。

●ドライアイス

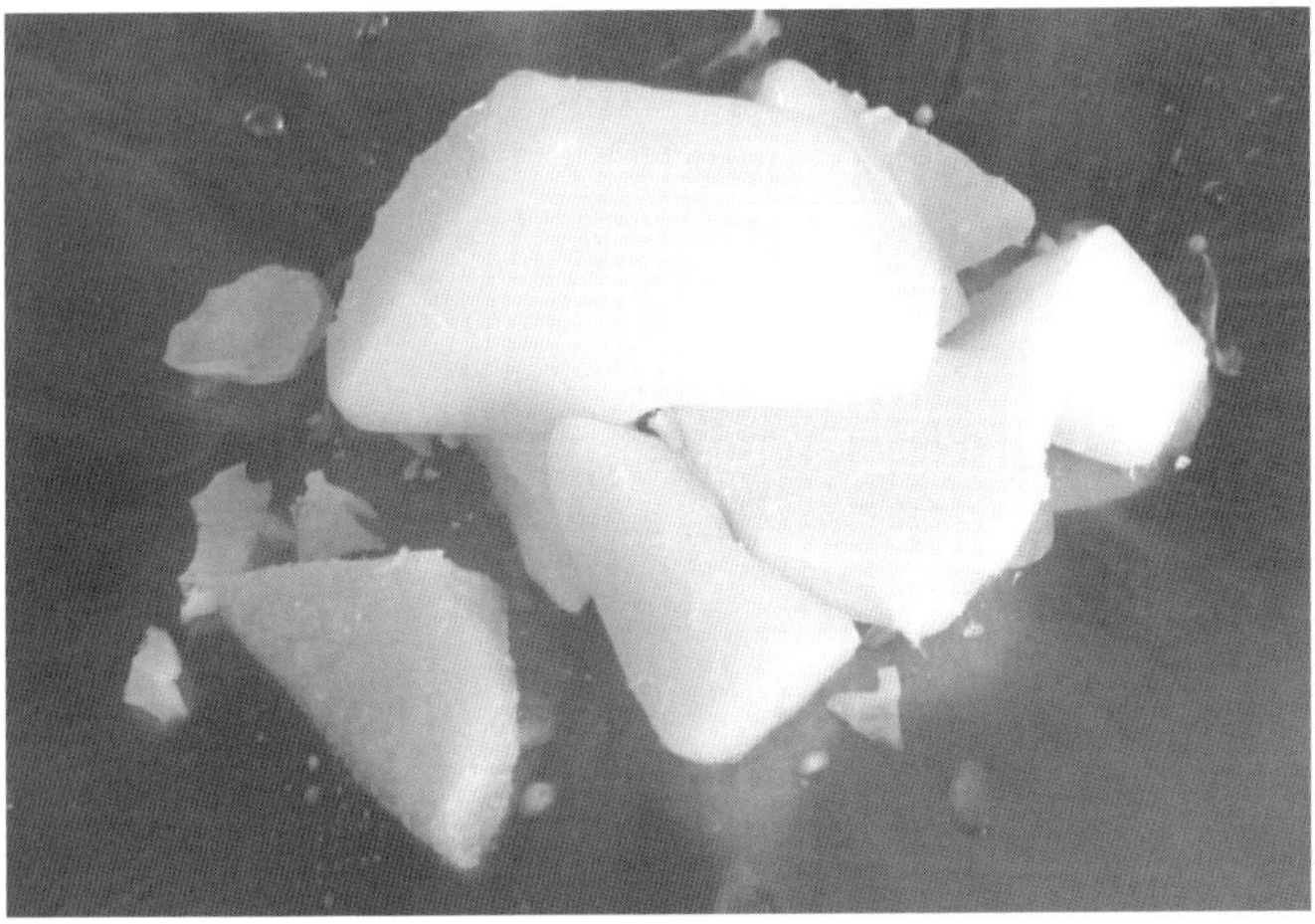

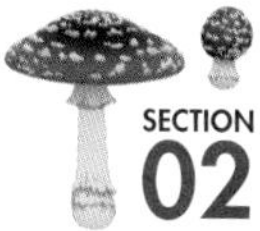

SECTION 02

危険物はどこにでもある

危険物は至るところにあります。私たちは危険物に囲まれているようなものです。

! 街中での危険物

家を出た所にある危険物の代表は乗り物です。自動車はもちろん、バイク、更に最近では自転車による事故も多発しています。

街中ではあらゆるところで建設工事が行われています。大きなクレーン車が道路をふさいでいることもあります。クレーン車が倒れたら大変なことになりますが、絶対に倒れないとは言い切れません。工事の足場が崩れることもあります。突然崩れた足場に巻き込まれて亡くなった事件もあります。

高い所の工事現場で働く作業員が誤って落とした鉄棒がたまたま下を通りかかった

通行者に刺さったという事件もあります。あるいはビルの外装のタイルが突然剥がれ落ちることもあります。一歩外に出たら危険が待っている、それが現代です。

①田園での危険

のどかな田園には蝶が舞い、鳥が歌います。しかしそこにも危険はあります。毒蛇はどこにいるかわかりません。沖縄ならハブ、本州ならマムシと言われましたが、実は本州にいて、毒蛇とはあまり認識されていなかったヤマカガシが実は毒蛇なのです。

ヤマカガシの毒牙は小さくて口の奥にあるので、口先で噛まれた分には大したことにはなりませんが、大きな口でガップリ噛まれると毒を注入されます。日本の毒蛇の毒の単位重量当たりの強弱を調べると、なんと、ヤマカガシ＞マムシ＞ハブとなり、ヤマカガシの毒が一番強いのです。しかし、ヘビの大きさがハブ＞マムシ＞ヤマカガシと、ハブが最も大きいので噛まれた時に注入される毒の量もハブが最大となり、そのためハブの被害が最も大きいと言うことになります。

毒蛇以外にも、山に入れば下手をすると熊と遭遇します。熊と出くわしたらビックりするのは人間だけではありません。熊もビックリします。ビックリした者同士が悲劇を演ずることはよくあることです。

熊だけでなく、最近はイノシシ、あるいはアライグマ、ハクビシン、小型の鹿のキョンなど外来の動物が野生化したものも棲息している可能性があります。

虫も危険物になることがあります。スズメバチの危険性は今更言うまでもないでしょう。現在問題になっているのは外来の蟻であるヒアリです。小さいアリですが攻撃性が強く、咬まれると焼けるように痛いと言います。女王アリが一箇所で50匹も見つかったなどと言う恐いニュースも流れています。

昔から日本にいるダニの危険性も改めて問題になっています。噛まれて命を落とす人が現われています。むかし、新潟県の風土病ともいわれたツツガムシ病もツツガムシというダニのような虫に噛まれて起こる病気です。

ⓘ家庭での危険

それでは家から出ずにじっとしていれば安全なのかと言われれば決してそうでもあ

りません。洗剤、漂白剤などの危険性は先に見た通りです。

それでは、安全なのは食べ物が並ぶ食卓だけなのかと思うと、残念ながらこれまたそうではありません。本書の標題が「食卓の危険物」とされていることからもわかる通り、食卓と言えども決して聖域ではないのです。

毎年のように、春先には山菜による食中毒、秋にはキノコによる食中毒、冬になればフグによる中毒と、中毒事件が後を絶ちません。それ以外の季節は大丈夫なのかと言われれば、細菌性、ウイルス性の食中毒が待っています。その他に食品添加物と言う問題があります。更には食器も必ずしも安全な物ばかりではありません。

このように、食卓も決して安全ではないのですが、それについては順を追って見ていくことにしましょう。

SECTION 03

毒の強弱

危険物の中でも特に恐ろしいのが毒です。毒は毒蛇や毒キノコに含まれますが、その他にも多くの植物や動物が毒を持っています。その他に青酸カリやヒ素のように鉱物性の毒もあります。

ⓘ 有毒と無毒

毒キノコを食べれば命を落とすほどの被害を受けますが、シイタケを食べて命を落とした人はいないでしょう。これは、毒キノコは有毒で、シイタケは無毒だからです。

それでは有毒、無毒は何を持って判定するのでしょうか？　砂糖は無毒のようですが、たくさん食べ過ぎれば糖尿病になって命を縮めます。お酒は有毒だと言う人もいれば、無毒どころか長生きの元だと言う人もいます。

水を有毒と言う人はいないでしょう。ところが2007年にアメリカで水飲みコンクールが行われました。そこで準優勝した女性が家に帰ってから体調を崩し、入院しましたが命を落としました。死因は「水中毒」でした。つまり、無毒のはずの水も大量に摂りすぎると命を落とすのです。

ギリシアのことわざに「量が毒をなす」と言う物があります。何でも大量に摂りすぎれば毒になるということです。しかし、水や砂糖を毒と言う人はいません。つまり、本当の毒と言うのは「少量で人の命を縮める物」と言うことです。

それでは一般に言われる毒とは、どの程度摂ったら危険になる物のことを言うのでしょうか。その目安を表に示しました。表は体重1kg当たりの量ですから、無毒と言われる物は体重60kgの人なら1kgほど食べてもなんともない物と言うことになります。反対に超猛毒と言われるものは300mg、0・3gほどで命を落とすことになります。サスペンスでお馴染みの青酸カリは約0・2gで命を落とすと言われますから、間違いな

●人に対する経口致死量

毒の強さ	経口致死量(/kg)
無毒	15gより多量
僅少	5〜15g
比較的強力	0.5〜5g
非常に強力	50〜500mg
猛毒	5〜50mg
超猛毒	5mgより少量

く超猛毒ということになります。

ⓘ致死量

どの程度食べたら命を落とすかという量を一般に致死量と言います。毒を体内に入れる方法は食べたり飲んだりする以外に、注射する、気体を吸引する、皮膚に擦りこむなどいろいろの方法があります。そこで、食べたり飲んだりした場合の致死量を特に経口致死量と言います。ただ、断りなしに単に致死量と言う場合には経口致死量の事を指します。

しかし、どれだけ飲んだら命を落とすかと言われても人によるでしょうし、その時の体調にもよるでしょう。ロシアのロマノフ王朝終末期にロシア王朝に現れた怪僧ラスプーチンは、暗殺しようとして貴族が用意した青酸カリをタップリ入れた料理を食べてもなんともなかったと言います。

このような個人的な要因を取り除くために考案された致死量を半数致死量LD_{50}といいます。これは多くの検体を用いる方法です。

例えば１００匹のマウスを用意します。このマウスたちに毒入りの餌を与えますが、その毒の量をだんだん増やしていきます。毒の量が少ないうちは死ぬマウスはいませんが、量が増えると死ぬマウスが現れます。死ぬマウスの量は毒の量と共に増え、ある時には死んだマウスの数が50匹に達します。この時の毒の量をLD_{50}と言うのです。つまり、LD_{50}の数値が小さいものほど猛毒と言うことになります。

一般にLD_{50}は体重１kg当たりの量で表されます。したがって体重60kgの人はこの数値を60倍して考えなければなりません。また、この数値は検体に使った動物に対しての量ですから、人間にそのまま当てはまる物ではありません。あくまでも目安にすぎません。

❶毒のランキング

表はいろいろの毒をそのLD_{50}の順、つまり強弱の順に並べた物で、いわば毒のランキング表のような物です。

上位二つはバイキンの出す毒です。ボツリヌストキシンは有名なボツリヌス中毒を起こす細菌が出す毒であり、食品と関係がありますので、後に詳しくご紹介します。破傷風菌は土中に居る細菌で破傷風は怖しい病気で死亡率も高いですが、日本の場合幼少の頃に予防注射を打っていますので、病気にかかる心配はあまりありません。

リシンは植物の持つ毒の中では最も強力な物です。トウゴマと言う木の実に含まれますが、

●毒のランキング

順位	毒の名前	致死量 LD_{50}（μg/kg）	由来
1	ボツリヌストキシン	0.0003	微生物
2	破傷風菌	0.002	微生物
3	リシン	0.1	植物（トウゴマ）
4	パリトキシン	0.5	微生物
5	バトラコトキシン	2	動物（ヤドクガエル）
6	テトロドトキシン（TTX）	10	動物（フグ）／微生物
7	VX	15	化学合成
8	ダイオキシン	22	化学合成
9	d-ツボクラリン（d-Tc）	30	植物（クラーレ）
10	ウミヘビ毒	100	動物（ウミヘビ）
11	アコニチン	120	植物（トリカブト）
12	アマニチン	400	微生物（キノコ）
13	サリン	420	化学合成
14	コブラ毒	500	動物（コブラ）
15	フィゾスチグミン	640	植物（カラバル豆）
16	ストリキニーネ	960	植物（馬銭子）
17	ヒ素（As_2O_3）	1,430	鉱物
18	ニコチン	7,000	植物（タバコ）
19	青酸カリウム	10,000	KCN
20	ショウコウ	0.2～0.41（LD_0）	鉱物（$HgCl_2$）
21	酢酸タリウム	35	鉱物（CH_3CO_2Tl）

※『図解雑学 毒の科学』船山信次著（ナツメ社、2003年）を一部改変

この実から絞った油がヒマシ油であり、医薬品や工業用の油に使われます。したがってその搾りかすは猛毒だらけと思いますが、ヒマシ油を絞るときには実を炒って、つまり加熱してから絞ります。そしてリシンはタンパク毒といってタンパク質ですので、加熱されることで変性して無毒となります。生卵とゆで卵の違いのような物です。

ニコチンと青酸カリを見てください。ニコチンはタバコの成分です。表ではニコチンが18位、青酸カリが19位です。つまり、サスペンスで有名な青酸カリより、タバコに含まれるニコチンの方が猛毒なのです。タバコの有害性がわかるというものです。

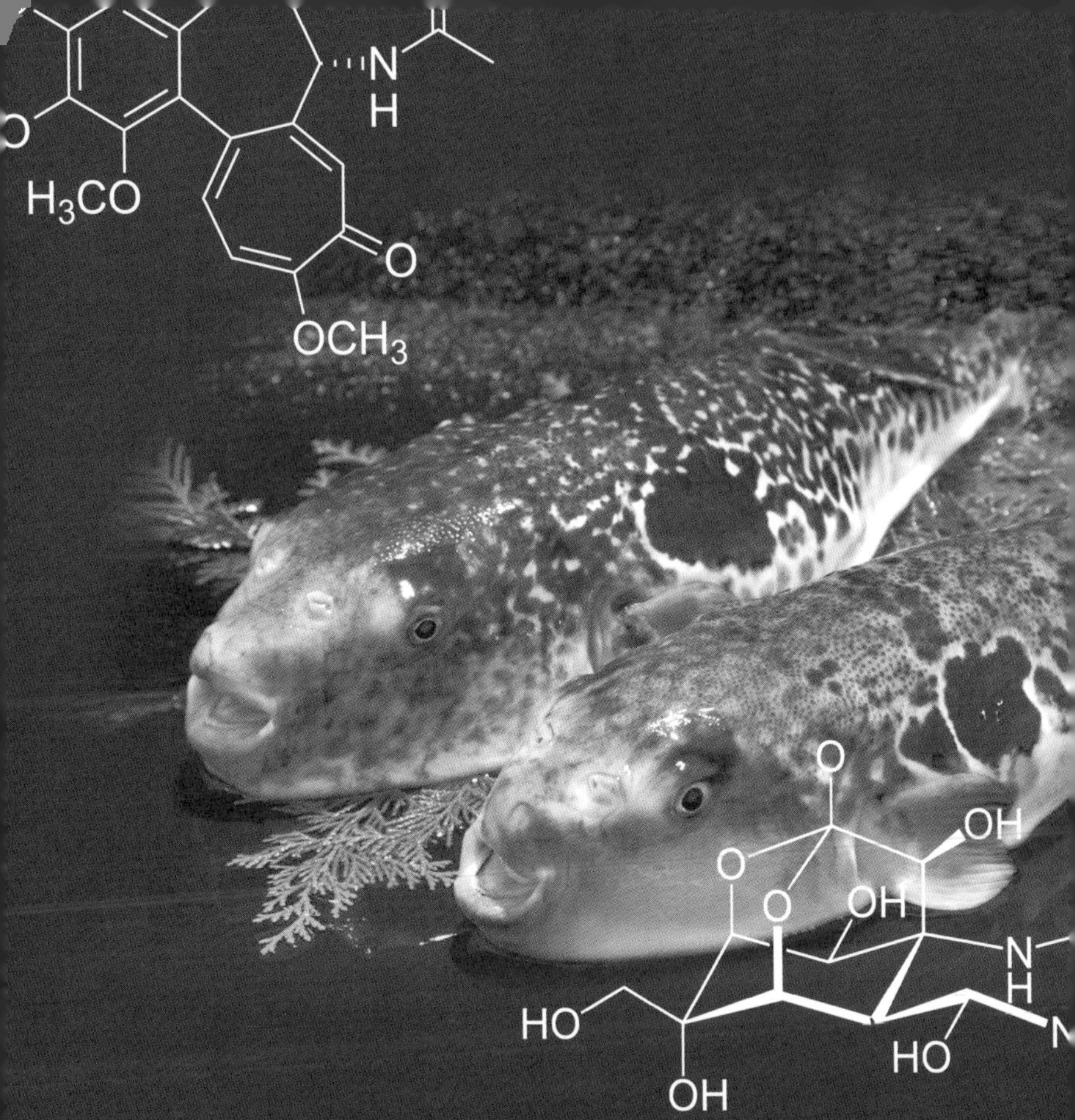

Chapter.2
危険な植物

SECTION 04

危険な山菜

生物にはいろいろの種類がありますが、植物は最も身近な生物と言ってよいでしょう。植物を目にしない日は無いでしょう。雑食動物である人間は、そんな植物を食べないで生きることは難しいのではないでしょうか？　米、麦、トウモロコシ、コウリャン、キャッサバ、民族を問わず、主食と言われるものはみな植物です。

! 植物の持つ毒

これほど身近な存在である植物ですが、植物ほど毒成分を持っている生物は他にありません。植物は動くことのできない生物です。外敵が来ても逃げようがありません。そのためでしょうか、多くの植物は他の生物を撃退するための毒成分を持っています。

この様な毒成分を、何の知識も備えも持たない人間が口にしたら大変なことになります。永い人間の歴史を通じて、きっと多くの命が失われたことでしょう。

しかし人間は、この毒成分を薬として利用することを学びました。毒成分は、食物として扱ったら毒になりますが、極少量を祈るようにして扱うと薬となって病気や怪我を治してくれます。それだけでなく、お茶やコーヒーとして人間の心を癒し、リフレッシュしてくれます。麻薬はもしかしたら、癒しの効果が強すぎたのかもしれません。

植物にあるこの様な毒、薬としての作用を持つ物質（分子）は多くの場合アルカリ性の性質を持っています。そこで、この様な成分をアルカロイドと名付けることにしました。

植物の種類は無数と言ってよいほどたくさんあります。未発見、つまり、学名の着いていない植物もたくさんあることでしょう。ここではそのような植物のうち、山菜として食用される物を中心にして紹介しましょう。

現在の山菜は、野菜の一種としてスーパーに並び、美味しく食べる物です。この様な山菜に毒成分が含まれているはずはありません。したがって、ここでご紹介する山菜は、「山菜と間違って食べられる植物」という意味です。

! ワラビ

ワラビは最も良く知られた山菜です。粘液質の舌触りと、独特の味はアスパラガスに引けを取らない日本の味の優と言うことが出来るのではないでしょうか?

ところが、このワラビにはプタキロサイドという毒成分が含まれています。牛を春先の野山に放牧する時に、飼い主が一番気にすることは、放牧地にワラビが生えていないかと言うことだそうです。牛がワラビを食べると血尿をして倒れるのだそうです。

人間が食べたらどうなるのでしょうか? 血尿をして救急車で病院となっても、多分、一過性の植物中毒で治るでしょう。ところが問題はこの後です。このプタキロサイド、強力な発ガン性を持つことが知られています。つまり、さしあたりは治っても、いつガンになるかわからないというとんでもないことになります。

しかし、私たちは平気でワラビを食べ、しかもその後もなんともありません。これは私たちの先人の知恵のおかげなのです。と言うのは、現代人は山で採ってきたワラビをそのまま食べることはありません。必ず、アクヌキをします。アクヌキと言うのは植物を燃やした後に残る灰を水に溶かした灰汁《あく》にワラビを半日程度漬ける操作です。

灰は植物を燃やした後に残る物質です。植物を構成する物質はデンプンやセルロースなどの炭水化物です。炭水化物の分子式はその名前の通り、$C_m(H_2O)_n$で炭素Cと水H_2Oだけからできています。炭素Cが燃えれば二酸化炭素CO_2となって気体になります。水は燃焼温度で気体の水蒸気となります。つまり、植物が燃えた後には全て気体になって、何も残らないことになります。

ところが、植物が燃えた後には必ず白い灰が残ります。これは何でしょう？　植物には三大栄養素があります。それは窒素N、リンP、カリウムKです。カリウムは金属です。燃えれば酸化カリウムK_2Oとなり、さらに空中の二酸化炭素と反応して炭酸カリウムK_2CO_3となります。これは固体です。

植物は多くのミネラルと言われる成分を含みます。ミネラルと言われる物の多くは金属なのです。そのため、植物が燃えた後に金属の酸化物が固体（粉末）として残り、

●ワラビのアクヌキ

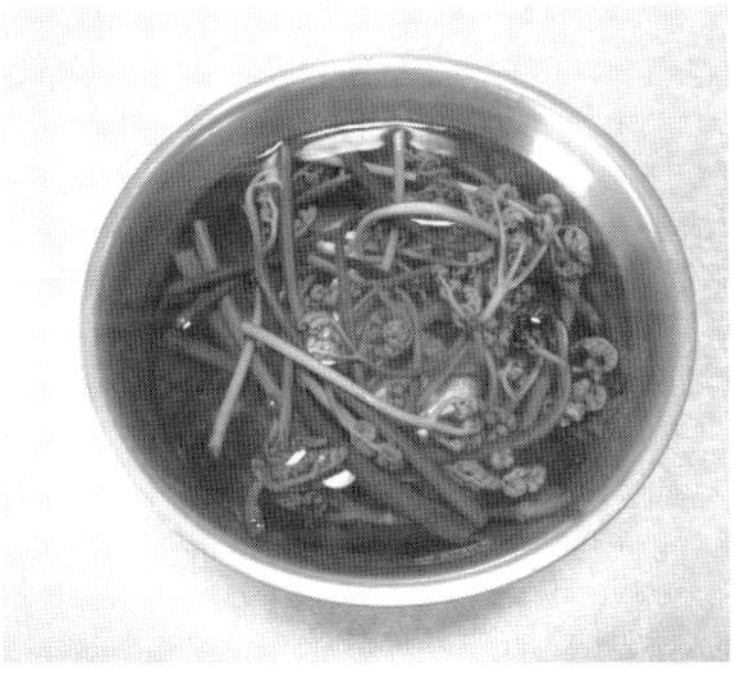

これが灰となるのです。

ところで、灰を水に溶かしたらどうなるでしょう？　炭酸カリウムを水に溶かすと水酸化カリウムKOHとなります。これは最強のアルカリです。それ以外にも、一般に金属の酸化物は水に溶けるとアルカリ性となるのです。アクヌキと言うのはこのアルカリ性の水溶液に山菜などの植物を浸けておくことを言います。するとこの操作によって植物中のアルカロイドは加水分解されて無毒の成分に化学変化するのです。

したがって、ワラビを食べる時には必ずアクヌキをする人間は、ワラビを食べても平気と言うわけです。しかし、このことを経験によって学ぶためには、多くの犠牲を払ったことでしょう。「アクヌキ」を迷信などと言ってはいけません。先人の言葉には人類の経験が蓄積しているのです。

❗トリカブト

トリカブトは、ドクゼリ、ドクウツギに並ぶ日本三大有毒植物の1つです。毒の強さは最強クラスで、東北アジアの狩猟民族が矢に塗る矢毒としても知られています。

アイヌ民族が民族の祭り「イヨマンテ」で小熊を神の元に送るために射る矢にもこのトリカブトの毒が塗られていると言います。

　トリカブトの毒の成分はアコニチンで、食後20分以内に唇や舌のしびれが起こり、次第に手足のしびれ、嘔吐、腹痛、下痢、不整脈、血圧低下などをおこし、けいれん、呼吸不全（呼吸中枢麻痺）に至って死亡します。

　トリカブトの葉は山菜のニリンソウやヨモギ、モミジガサの新芽とよく似ているため、誤食による中毒を起こすケースが比較的頻繁に起きます。ニリンソウはその名前の通り、葉柄に2輪の白い花が

●トリカブト

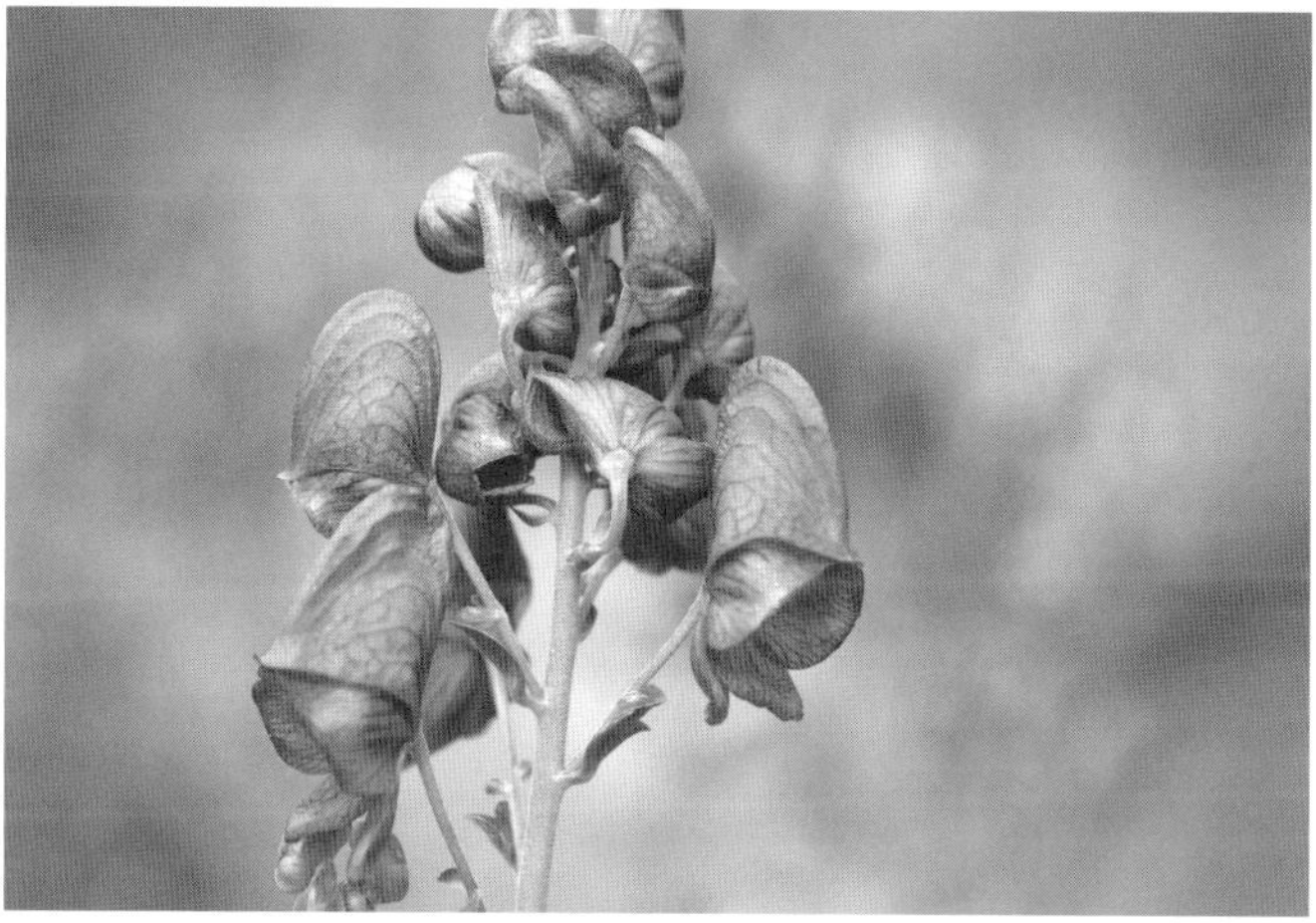

付いていますから、花の着いていないニリンソウは食べないようにすると、少なくともニリンソウとの誤食は避けることができます。

有名な殺人事件「沖縄トリカブト殺人事件」で使われました。

ⓘクサノオウ

有毒なアルカロイドを20種以上（ケリドリン、プロトピン、ケレリトリンなど）含み、強い毒性を持ちます。若芽はヨモギに似ているので誤って食べてしまうケースがあります。

しみ出す乳液に触れると皮膚がかぶれ、誤って食べると内臓がただれて最悪死に至ります。

●クサノオウ

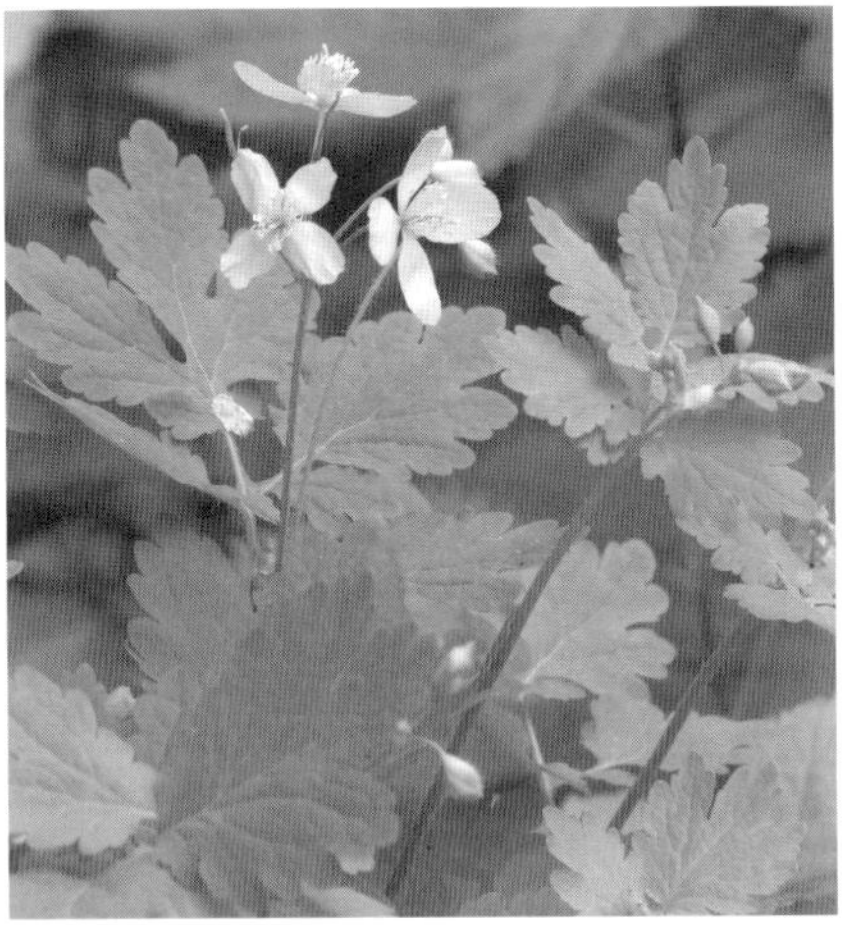

ⓘハシリドコロ

フキノトウ、ギボウシ（ウルイ）と間違って食べるケースがあります。誤って食べると気が狂ったように走り回ることから「キチガイイモ」などの名前がついています。毒の成分はトロパンアルカロイドで、食べると嘔吐、下痢、血便、瞳孔散大、めまい、幻覚、異常興奮などを起こし、最悪の場合には死に至ります。

ⓘイヌサフラン

イヌサフランは、コルチカムという名前で園芸用の植物として一般的に売ら

●イヌサフラン

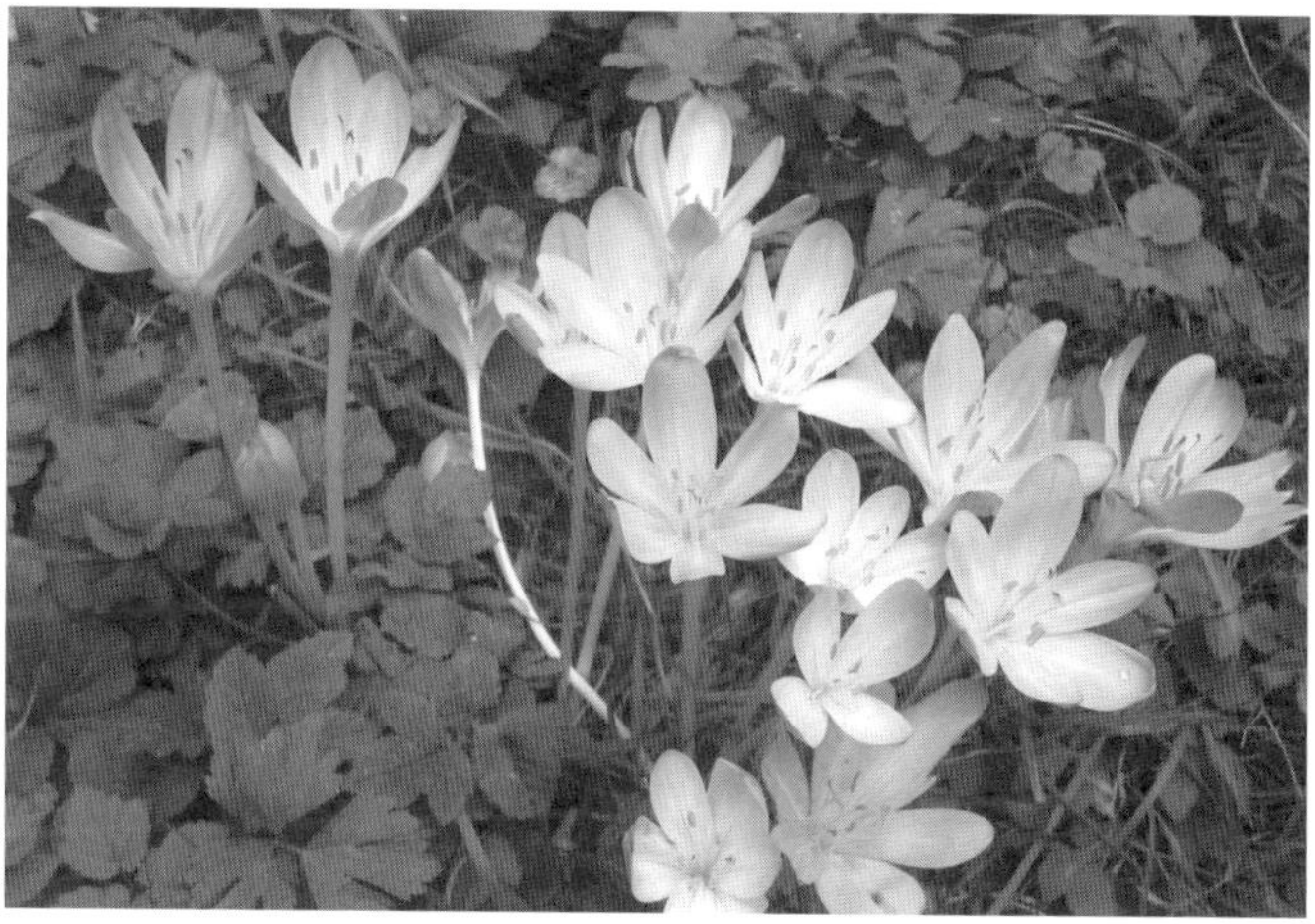

れていますが、その見た目が山菜のギボウシや行者ニンニク（アイヌネギ）、野菜の玉ねぎやニンニクと似ていることから誤食によって中毒を起こすケースが後を絶ちません。特に種子、球根の毒性が強いです。

コルチカムを観賞用として植える場合は、人やペットが誤って食べないように十分配慮する必要があります。有毒成分はコルヒチンで、食べると嘔吐、下痢、皮膚の知覚減退、呼吸困難が起こり、最悪の場合死に至ります。2006年から2015年の間に死者4名と最も多くの犠牲者がでている毒草です。

ⓘドクゼリ

山菜のセリと全く同じ環境下で混在して生えているため、誤食による中毒事故が頻繁に起こっています。セリ特有の香りがしないことと、葉柄の形状が違う（ドクゼリは葉柄が長い）のが特徴ですが、比較してみないと初心者には見分けがつきにくいです。また、ワサビと間違えることもあるようです。

有毒成分はポリイン化合物（シクトキシン、シクチン）で、食べると痙攣、呼吸困難、嘔吐、下痢、腹痛、眩暈、意識障害を起こして最悪の場合死に至ります。有毒成分は皮膚からも浸透するので、安易に触らないようにしなければなりません。

ⓘドクニンジン

ドクニンジンは、元々ヨーロッパに自生していた毒草で、古くはソクラテスの処刑に用いられたことで有名な有毒植物です。

1950年代に外部から持ち込まれたのが確認されています。北海道や本州の一部で野生化したドクニンジンが山菜のシャク(ヤマニンジン)やパセリと間違えて誤食され、中毒を起こしたケースが報告されています。

ドクニンジンの見た目はシャクとよく似ていますが、ドクニンジンは独特のカビくさい臭いと、赤紫色の斑点があるのでよく見ると違いがわかります。

毒成分はコニインで、食べると悪心や嘔吐に始まり瞳孔散大、手足の末端から痺れはじめ、痙攣後呼吸困難を起こし、最悪の場合死に至ります。消化管からの吸収が早いために摂食後1時間以内に死に至るとされています(人の致死量は約70〜150㎎)。

また、家畜による催奇形性（妊娠中に摂取することによる胎児への奇形への影響）が認められていますから、妊娠中は特に要注意です。

ⓘバイケイソウ

バイケイソウは、山菜のウルイ（オオバギボウシ）に似ているので誤食による事故がよく起こります。その他、行者ニンニクとも間違われます。

毒成分はジェルビン、ベラトリン、プロトベラトミンなどで、食べると30分～1時間で、吐き気、嘔吐、手足のしびれ、呼吸困難、脱力感、めまい、痙攣、血圧低下、意識不明となり、最悪の場合は死亡します。

●バイケイソウ

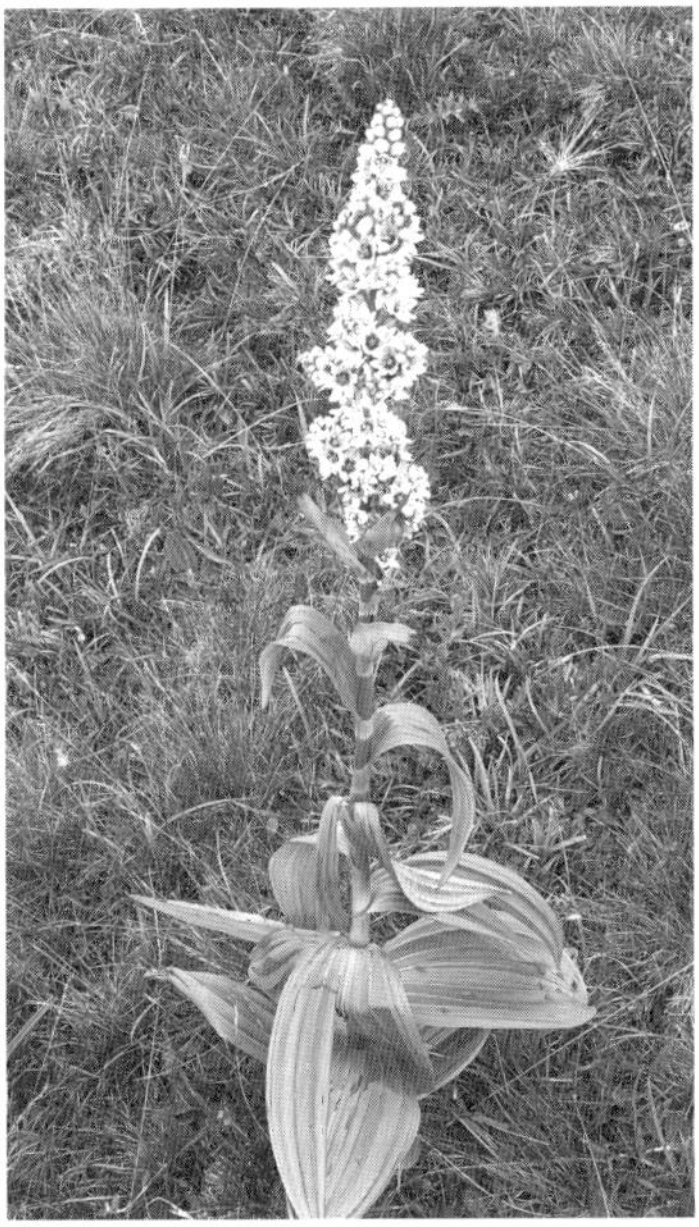

バイケイソウの危険性は、毒の強さよりもウルイとの見分けにくさで誤食事故が多発している点です。芽が成長して少し葉が開くと見分けやすいのですが、芽吹いたばかりだと鑑別が困難です。

食べると血管が拡張し、血圧が下がって意識を失い、最悪そのまま死に至ります。

ⓘクワズイモ

クワズイモは里芋との誤食が多い植物で、毎年1〜2件の誤食事故のケースが報告されています。クワズイモの有毒成分はシュウ酸カルシウムで、顕微鏡で見ると結晶が両端がとがった針のようになっているため、口に入れた瞬間に激痛が走り吐き出します。そのため、重篤化を免れることが多いようですが、無理に飲み込むと悪心、嘔吐、下痢、麻痺などが起こります。

シュウ酸カルシウムは、健康な皮膚に付いても皮膚炎を発症してしまう程なので、クワズイモかどうか怪しい場合は、ゴム手袋をすることが肝要です。

SECTION 05

危険な野草類

山菜と間違われるような植物でなくとも、毒を持っていて食中毒を起こす植物はたくさんあります。ハイキングでうっかり口にしたり、バーベキューで箸の代わりに使って中毒を起こすこともあります。見知らぬ植物は決して口にしないことです。

ⓘドクウツギ

ドクウツギは、トリカブトとドクゼリと並んで日本三大有毒植物のひとつです。ドクウツギは、その毒性の強さとおいしそうな実の外見から子供の誤食が多く、一斉に伐採が進められたこともある植物です。

毒成分はコリアミルチン、ツチン、ピクロトキシンなどで即効性であり、食べるとすぐに流涎《りゅうぜん》、痙攣《けいれん》発作を起こし、その後、内臓出血と呼吸困難により死に至ります。

ⓘヒヨドリジョウゴ

変わった名前ですが、全国的に野生している植物です。果実は真っ赤で美味しそうですが、毒性が強いので要注意です。毒成分はジャガイモの毒と同じソラニンやアトロピンで、食べると嘔吐、下痢、腹痛、発熱、頭痛、溶血作用、呼吸中枢麻痺、呼吸困難を起こし、最悪の場合死に至ります。

ⓘヨウシュヤマゴボウ

ヨウシュヤマゴボウは、果実をブルーベリーと間違えて子供が誤食してしまう

●ヒヨドリジョウゴ

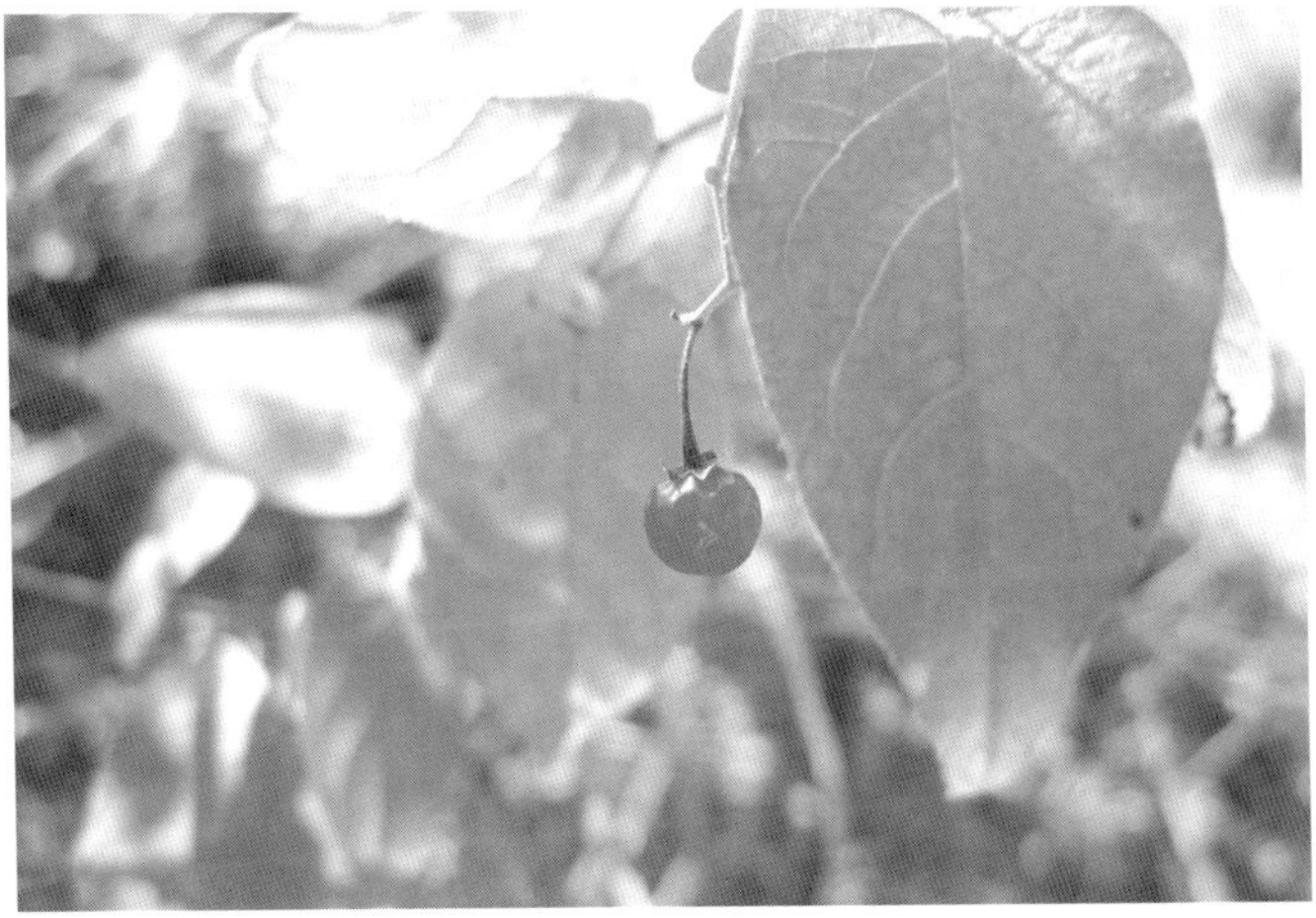

ケースや、根をヤマゴボウと間違えてしまうケースが頻繁に報告されています。ヨウシュヤマゴボウとヤマゴボウ（モリアザミ）は、花を咲かせる前の状態がとても似ていて間違いやすいので特に注意が必要です。

また、中毒症状に即効性が無いため、摂取後1〜2時間経過してから症状が現れることも多く、原因がわかりにくくなってしまうことがあります。毒成分はフィトラッカトキシン、フィトラッカサポニン、フィトラッキゲニンなどで、食べると嘔吐、下痢、中神経麻痺、痙攣、呼吸障害、心臓麻痺、昏睡を起こして死亡します。

●ヨウシュヤマゴボウ

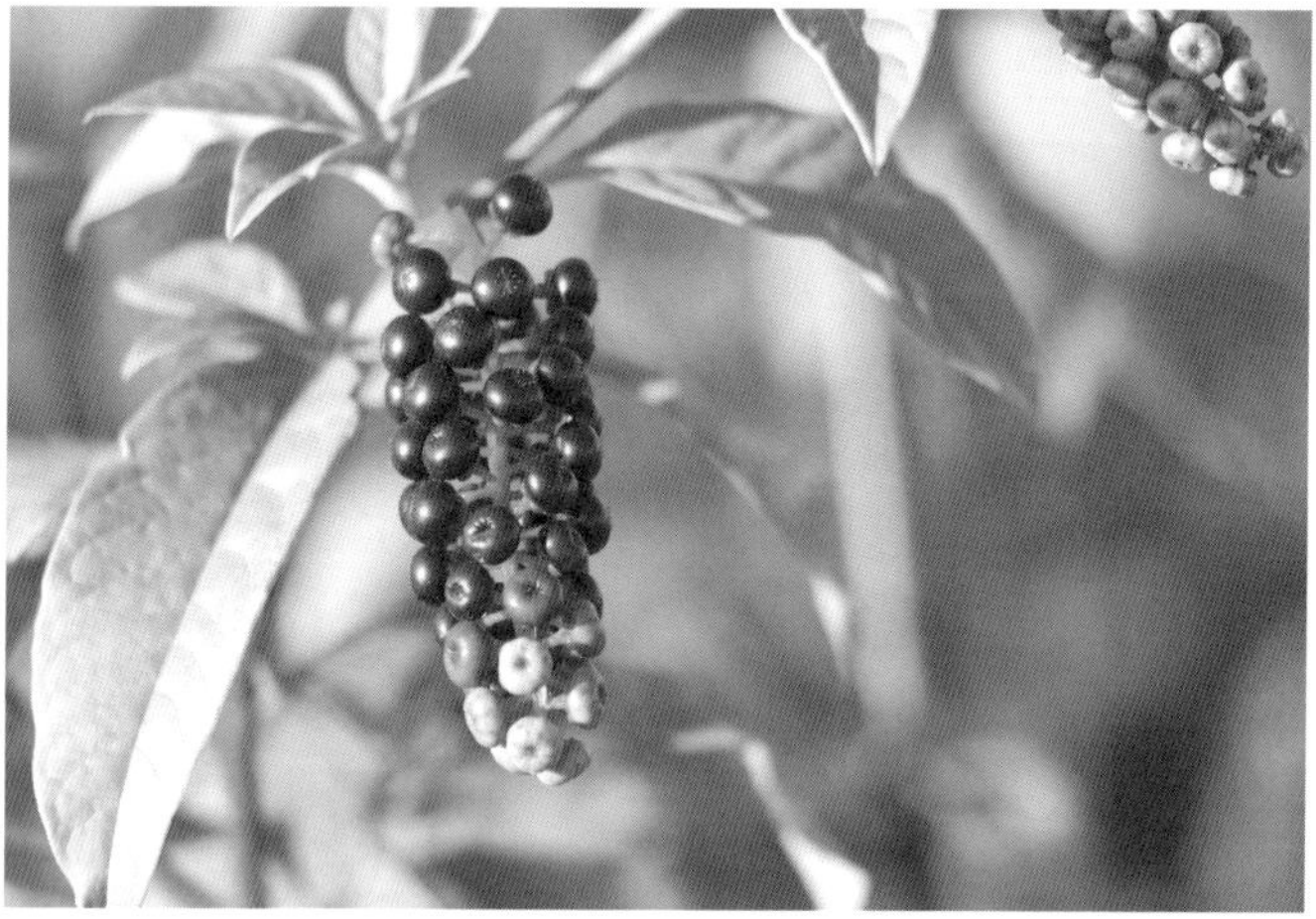

SECTION 06
危険な園芸植物

園芸植物には可憐で美しい物が多いですが、外見に誤魔化されてはいけません。とんでもない有毒植物も混じっています。三大有毒植物と言われるトリカブトですら、園芸植物として市販されているのです。園芸植物は目で楽しむ植物です。美しいからと言って無防備に食卓に乗せるべきではありません。

! スズラン

スズランは、その可愛らしい見た目とは裏腹に、少量でも人を死に至らしめるほどの毒を持った植物です。

最も多いのが山菜の行者ニンニクと間違えて食べるケースですが、スズランが入った水差しの水を誤って飲んで死亡したケースなどもあり、家庭で栽培したり花瓶に生けたりしたスズランの扱いにも注意が必要です。口に入れなくても、匂いを嗅いだ拍子に花粉を吸ったりすると、それだけで中毒になります。

毒成分はコンバラトキシン、コンバラマリンなど全38種もあります。中毒症状は嘔吐、頭痛、眩暈、心不全、血圧低下、心臓麻痺などの症状を起こし、重症の場合は死に至ります。致死量は0.3㎎／㎏と、青酸カリを上回る強毒性です。

①スイセン

スイセンは、ピンと伸びた葉がニラや

●スズラン

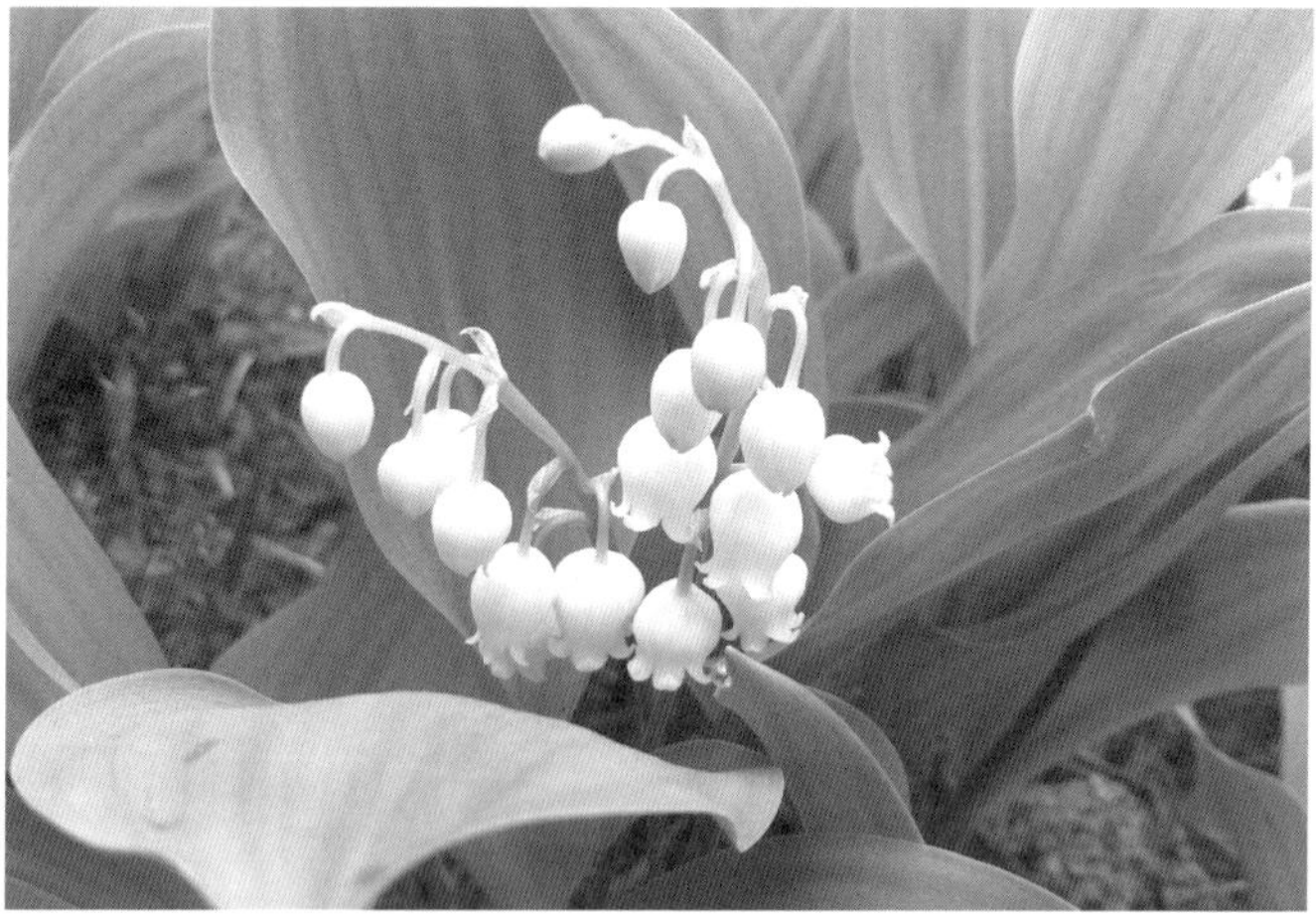

アサツキによく似ており、鱗茎は玉ねぎに似ていることから誤食が多い植物です。

有毒成分はリコリン、シュウ酸カルシウムですが、誤食中毒が重篤化しない理由としては、食後に強烈な吐き気に襲われ全て戻してしまうからと言われています。

①フクジュソウ

フクジュソウは、雪解けとともに芽を出すことから、春を告げる花として縁起物とされます。しかし、フクジュソウは全草が猛毒で、若芽がフキノトウと似ていることから誤食するケースがあります。

有毒成分はアドニトキシンやシマリンで、食べると嘔吐、下痢、呼吸困難、心臓麻痺となり、最悪の場合死に至ります。

●フクジュソウ

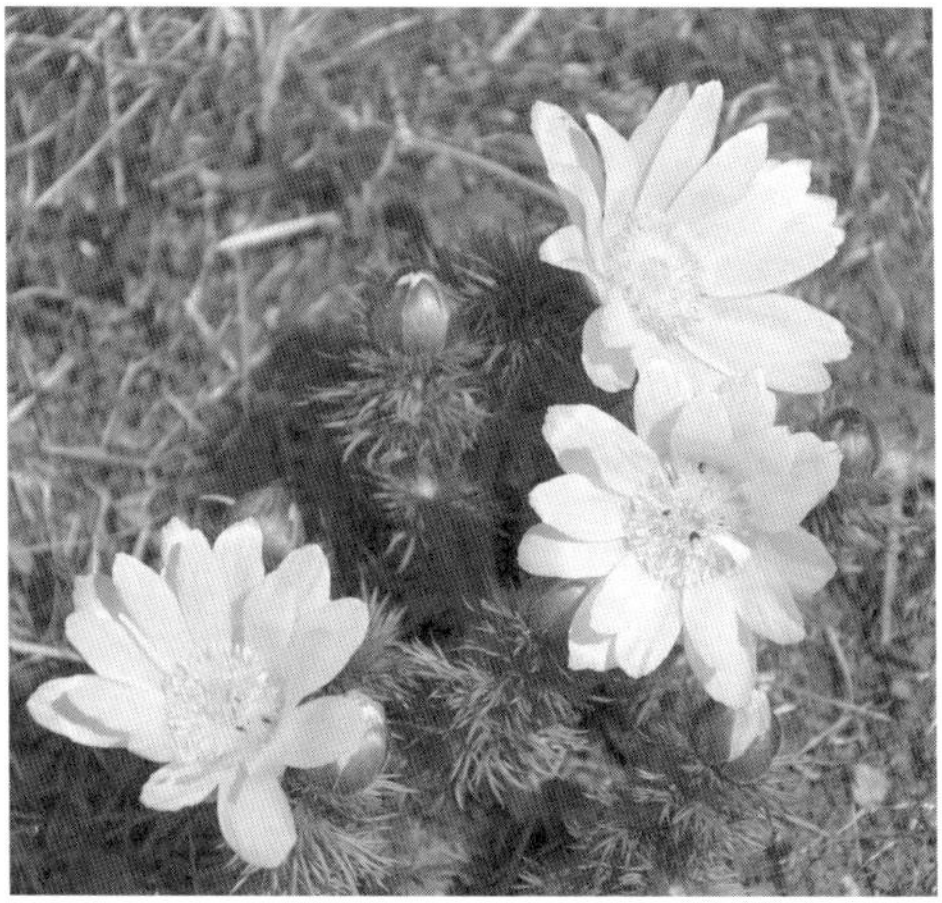

ⓘグロリオサ

グロリオサは特徴的な花を咲かせることから園芸用品主として重要な花です。しかし根(球根)がヤマイモに似ていることから誤食されるケースが後を絶ちません。過去に静岡県と高知県で2年連続で死亡例が出ています。グロリオサの根は山芋の根と違い、すりおろしても粘りが出ないので、注意すれば山芋と間違えることは無いものと思われます。

有毒成分はコルヒチンとグロリオシンで、食べると口腔・咽頭灼熱感、発熱、嘔吐、下痢、臓器の機能不全などにより最悪死に至ります。

ⓘジギタリス

ジギタリスはキツネノテブクロなどとも呼ばれ、観賞用として庭や公園で栽培され、その一部が野生化して日本各地に自生するようになっています。これまでは、食用とされていたコンフリーと間違えて食べるケースが多かったのですが、コンフリーに肝障害を引き起こす有毒アルカロイドが含まれることがわかり、厚生労働省が食べないよう注意喚起を行ったため、ジギタリスの誤食も減少しています。

有毒成分はジギトキシンで、症状は胃腸障害、嘔吐、下痢、不整脈、頭痛、めまいなどですが、重症になると心臓機能が停止して死亡します。

ヒガンバナ

ヒガンバナは、日本では古くからその毒性をよく知っており、お墓や田んぼ、畦道にヒガンバナを植え、ネズミやモグラなどの小動物を追い払ってきました。

ヒガンバナは葉よりも先に花が出ますが、その花が散った後の葉だけが残った様子が、ノビルやアサツキに似ていることから誤食されるようです。しかし、ヒガンバナの毒は水溶性なので、鱗茎を入念に水で晒すと食用になります。そのため、飢饉が起こって他に食べ物が無いと言う状況でのみ食べる救荒作物として知られます。

植物体全体に毒がありますが特に鱗茎の毒性が強いです。有毒成分はリコリンで、症状は嘔吐、下痢、中枢神経の麻痺を起こし、最悪の場合死に至ります。

ⓘ木立朝鮮アサガオ

木立朝鮮アサガオは、ダチュラ、トランペットフラワー等の名前で広く植えられていますが、つぼみや果実がオクラに似ていることから誤って食べてしまうケースがあります。有毒成分はスコポラミンとヒヨスチアミンで食べるとおう吐、瞳孔散大、呼吸の乱れ、けいれん、呼吸困難などが起こります。

ⓘポインセチア

全草に有毒成分ホルボールエステル類が含まれ、皮膚炎・水疱などを引き起こします。致死的な毒ではありませんが、1919年にハワイで子供がポインセチアを食べて死亡した例が報告されています。ホルボールエステルには発ガン作用があることが知られています。

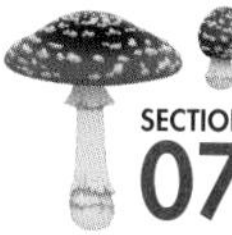

SECTION 07

危険な木本類

一般に木と呼ばれる、硬い幹を持った植物にも、毒を持った物があります。

! イチイ

イチイは寒さに強く北海道や東北では家の生け垣に使われることも多い植物です。イチイは、別名オンコとも呼ばれ、完熟した赤い実は食べるとほのかに甘いです。しかし、その果実以外は全て有毒で、特に種が最も毒性が強く、4～5粒ほど噛み砕いて飲み込んでしまうと最悪死に至る危険性があります。

毒成分はタキシンで、症状は嘔吐、悪心、めまい、腹痛、呼吸困難、筋力低下、痙攣などで、最悪の場合は死亡します。

ⓘキョウチクトウ

キョウチクトウは丈夫で枯れにくいことから街路樹などに使われることも多いのですが、その毒性には、すさまじいものがあります。過去にはキョウチクトウの枝を使ってバーベキューをして死者が出た例や、キョウチクトウの葉が飼料に混じって9頭もの牛が死亡した例もあります。

その毒性は、直接食べた時にとどまらず、キョウチクトウの周辺の土壌や、燃やした時に出る煙なども有毒になります。

毒成分はオレアンドリンで、致死量は0・3㎎／㎏でスズランと同等であり、青酸カリを凌ぎます。症状は嘔吐、四肢脱力、

●キョウチクトウ

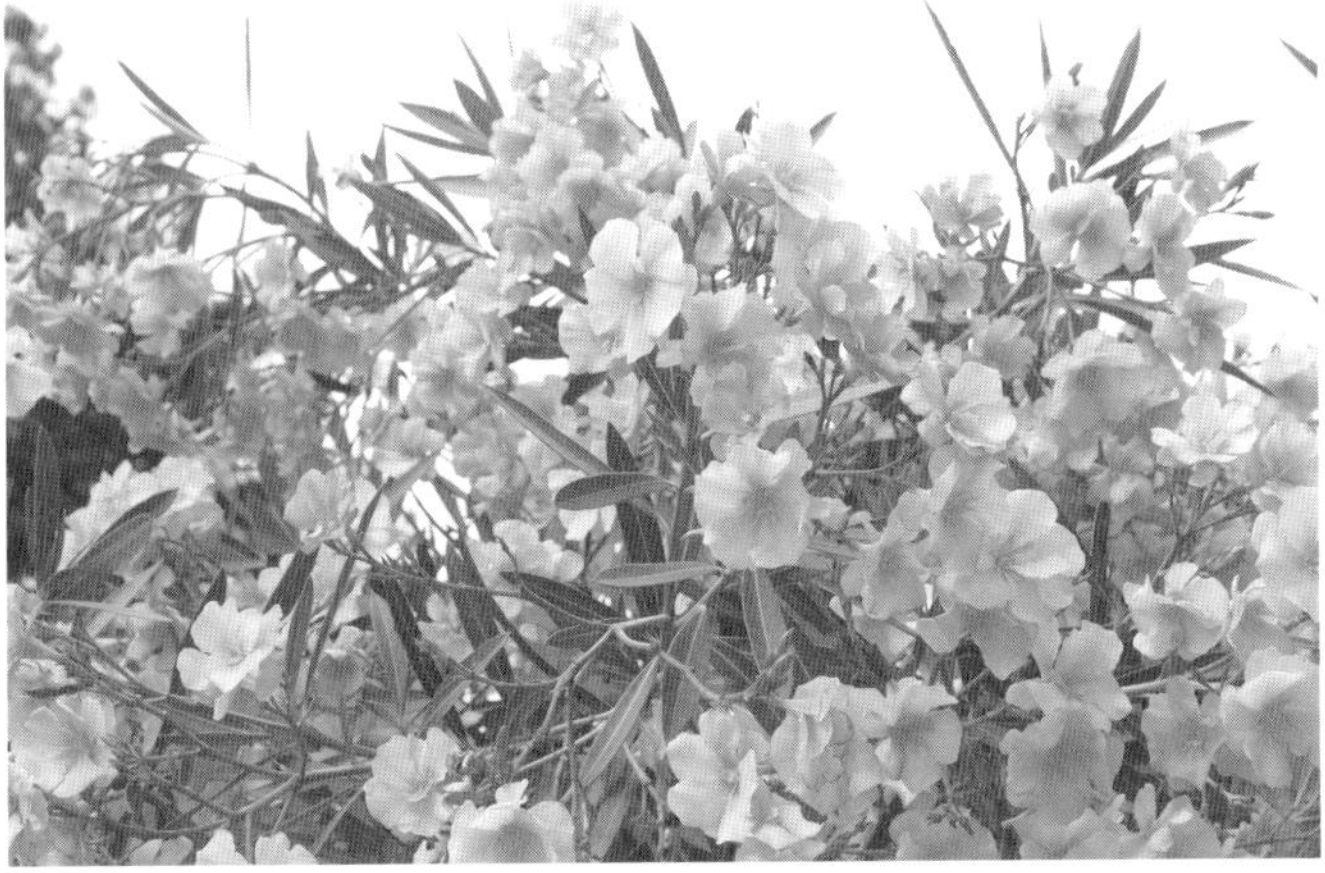

下痢、めまい、腹痛などで、最悪の場合死に至ります。

❗馬酔木(アセビ、アシビ)

アセビは、一般的に庭木としても親しまれ、各地に自生しています。植物体全体が有毒で、誤って多量に食べると呼吸神経系に麻痺をきたします。馬がアセビを食べて毒にあたり、酔ったようにふらつくことから「馬酔木」の名がついたと言われます。

有毒成分はグラヤノトキシンで、症状は

症状 血圧低下、腹痛、下痢、嘔吐、呼吸麻痺、神経麻痺などです。

●アセビ

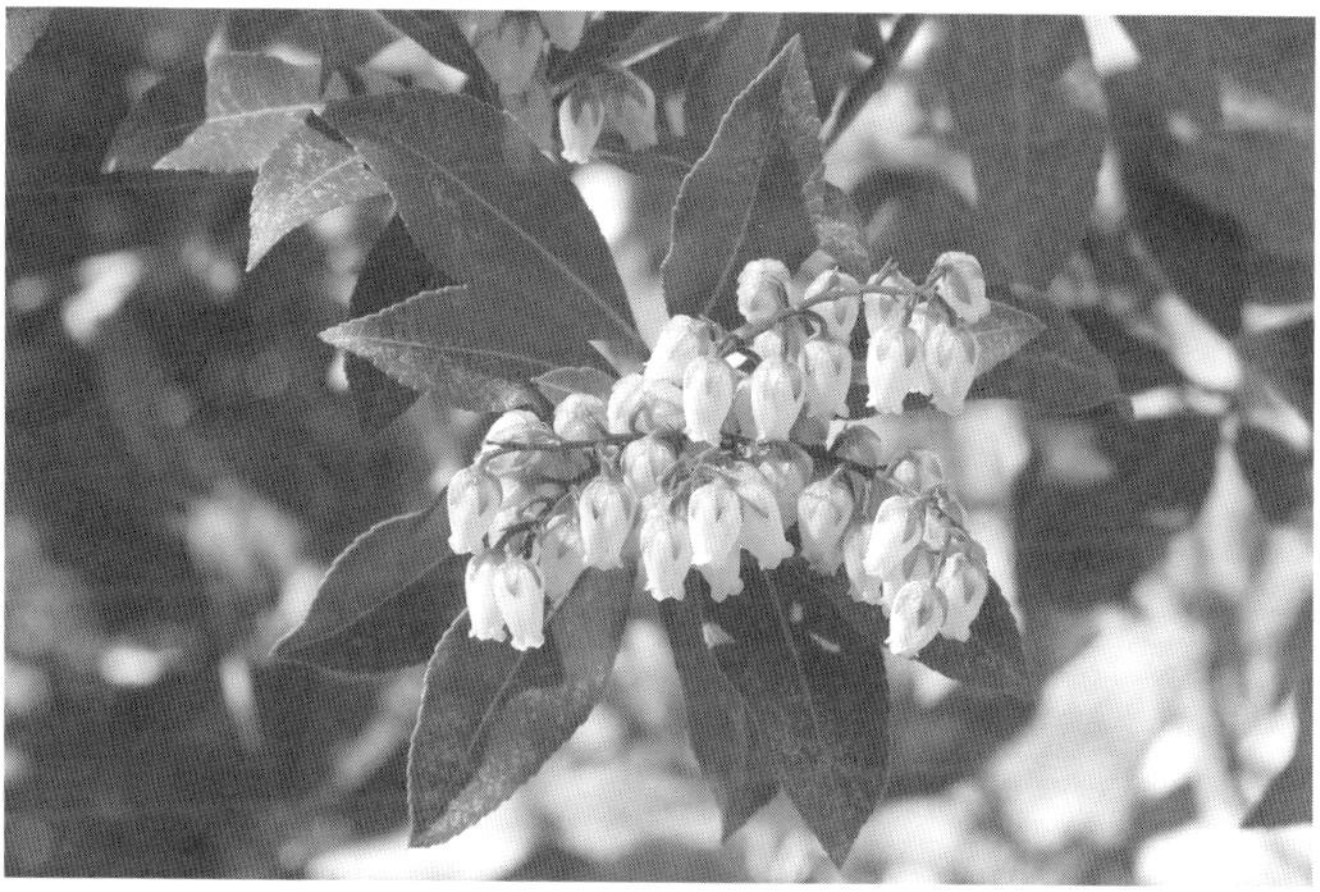

ヒョウタンボク

ヒョウタンボクは、トリカブトと同程度の強い毒性を持っていると言われ、その有毒成分は不明という不思議な植物です。登山などをすると稀に登山道などで見かけることがあり、低木のため子供も手を伸ばせば手が届く高さに果実があるので注意が必要です。症状は嘔吐、下痢、昏睡などで、最悪の場合死亡します。

シキミ

シキミは仏前や墓前に供えることから、お寺や墓地で見かける事の多い植物

●シキミ

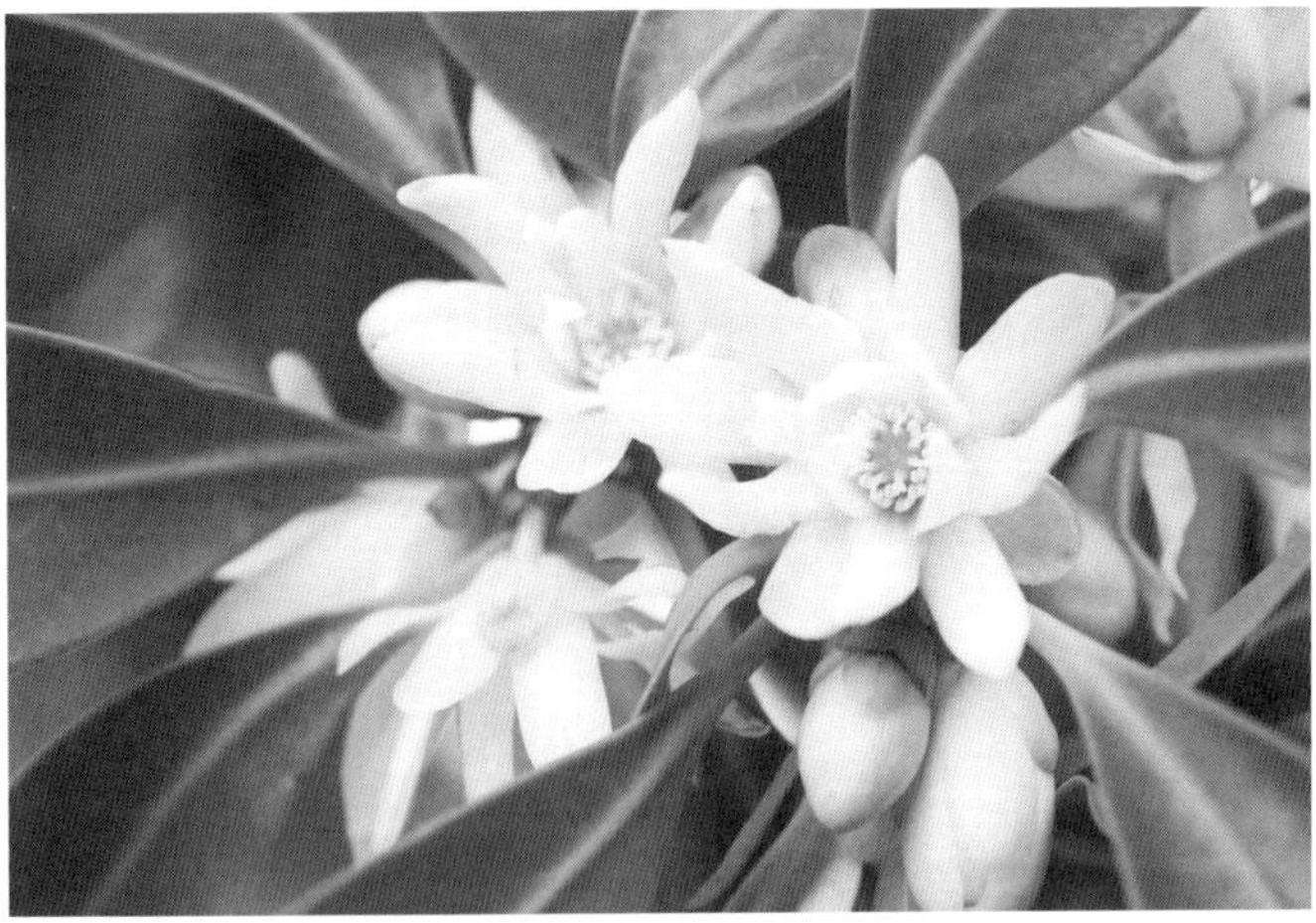

です。毒性が強い果実や種を子供が遊んで口に入れてしまうという事例がありますが、最も多いのは中華料理で使われる「トウシキミ（八角）」と間違えて食べてしまうというケースです。過去に日本産の八角として海外に輸出し、死亡事故が起きたこともあります。植物体全体に毒がありますが、特に果実と種子の毒性が強いです。

毒成分は、アニサチンで症状は採食後数時間と遅れて現れます。主な症状は嘔吐、下痢などの消化器症状、四肢の痙攣、意識障害を伴う痙攣などで、最悪の場合死に至ります。

ピラカンサ

ピラカンサは、鳥によって種が運ばれて生育エリアを広げる植物です。鳥が食べるのだから毒性は弱いかと思うと間違いで、鳥が実を食べるのは1月〜2月以降の果実が熟して毒性が弱まった頃の為、食べるタイミングを間違えると鳥も死にます。

有毒成分は、アミグダリンで症状は嘔吐、呼吸促進、口腔内の痒み・灼熱感、ふらつき歩行、痙攣、麻痺で最悪の場合死に至ります。

アミグダリンは1948年に起きた有名な銀行強盗事件、帝銀事件で11人を殺したと推定される毒物、シアンヒドリンRCNの一種です。シアンヒドリンは胃に入ると胃酸で加水分解されて、青酸カリKCNの毒成分と同じシアンイオンCN⁻を発生します。

シアンイオンは血液中の酸素運搬物質ヘモグロビンと不可逆的に結びつき、酸素運搬を阻害することから、患者の細胞は酸素不足を起こして死亡します。この毒の機構は一酸化炭素COの場合と同じです。

●ピラカンサ

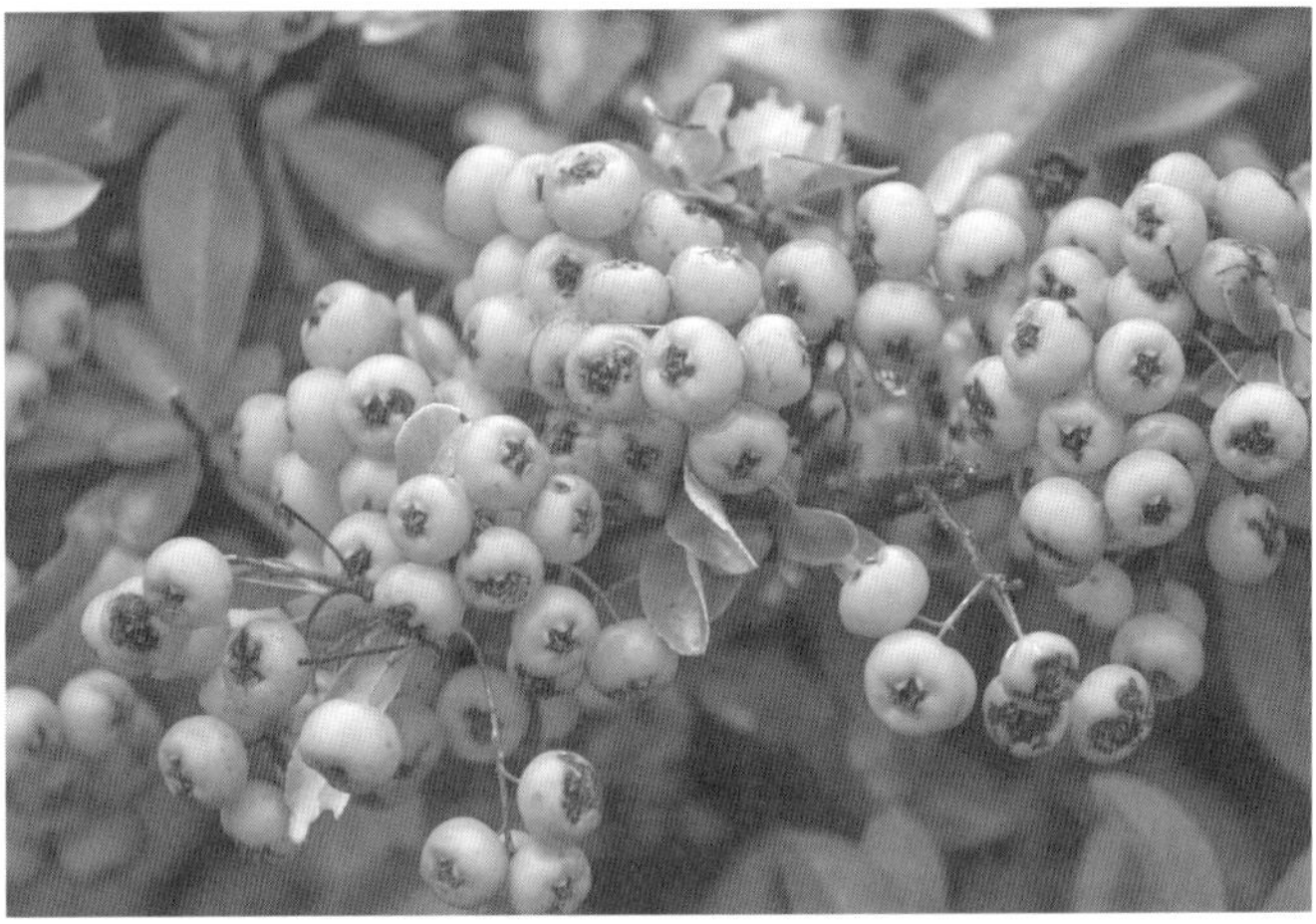

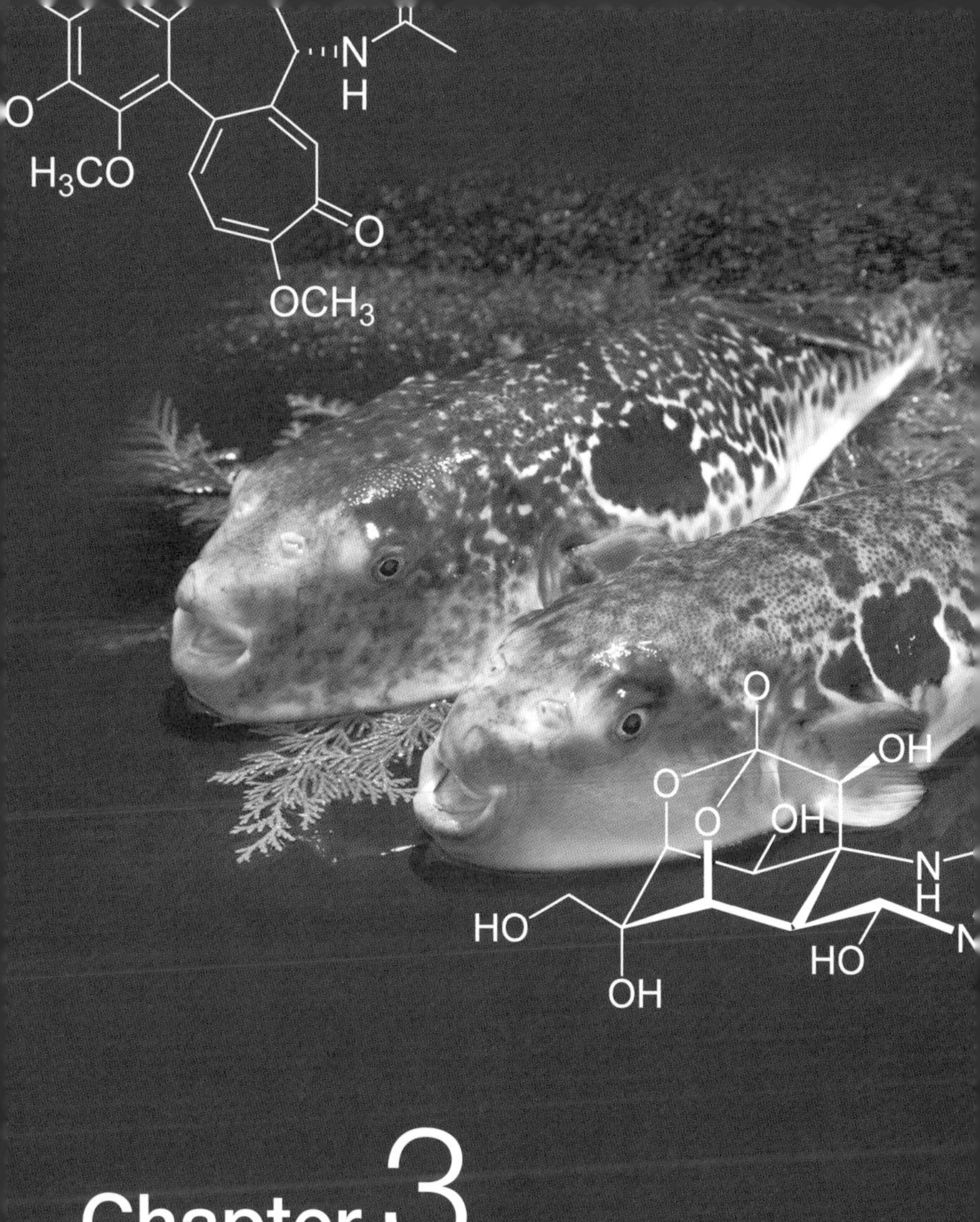

Chapter.3
危険なキノコ

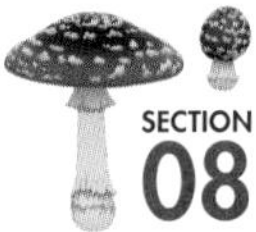

SECTION 08

身の回りの毒キノコ

キノコの種類はたくさんあります。日本だけで４０００種類とも５０００種類とも言われますが、そのうち研究されて学名が付いているのはおよそ三分の一と言われます。そして他の三分の一は毒キノコと言われますから、素人はキノコを見たら毒キノコと思って、食べようなどとはしない方が賢明です。

数年前、名古屋市内の公園でバーベキューをしていた青年たちがふざけて脇に生えていたキノコを焼いて食べて、救急搬送されると言う事件もありました。

キノコの毒には分子構造が神経伝達物質に似ている物があります。そのため、キノコ中毒には笑い出す、走り出すなど、神経系をやられた症状が出ることがあります。「縦に割けるキノコは無毒」「銀のカンザシを挿してもカンザシが黒くならないキノコは無毒」などと言われますが、全て根拠のない話です。「塩漬けにすれば食べられる」と言われるキノコもありますが、これは塩漬けにしなければ毒キノコと言うことで、やはり素人は手を出してはいけません。
よく知られた毒キノコを、毒性の強い物から見て行くことにしましょう。

① 1位　ドクツルタケ

夏から秋にかけて広葉樹林、針葉樹林に生えます。「猛毒キノコ御三家」で英語では「破壊の天使」と呼ばれます。

毒性は非常に強く、1本で死に至ります。食べると6～24時間で腹痛、嘔吐、下痢が起こりますが約1日で治まります。しかし大変なのはその後で、約1週間後に肝・腎臓機能障害の症状(黄疸、下血など)が現れます。早期に胃洗浄な

●ドクツルタケ

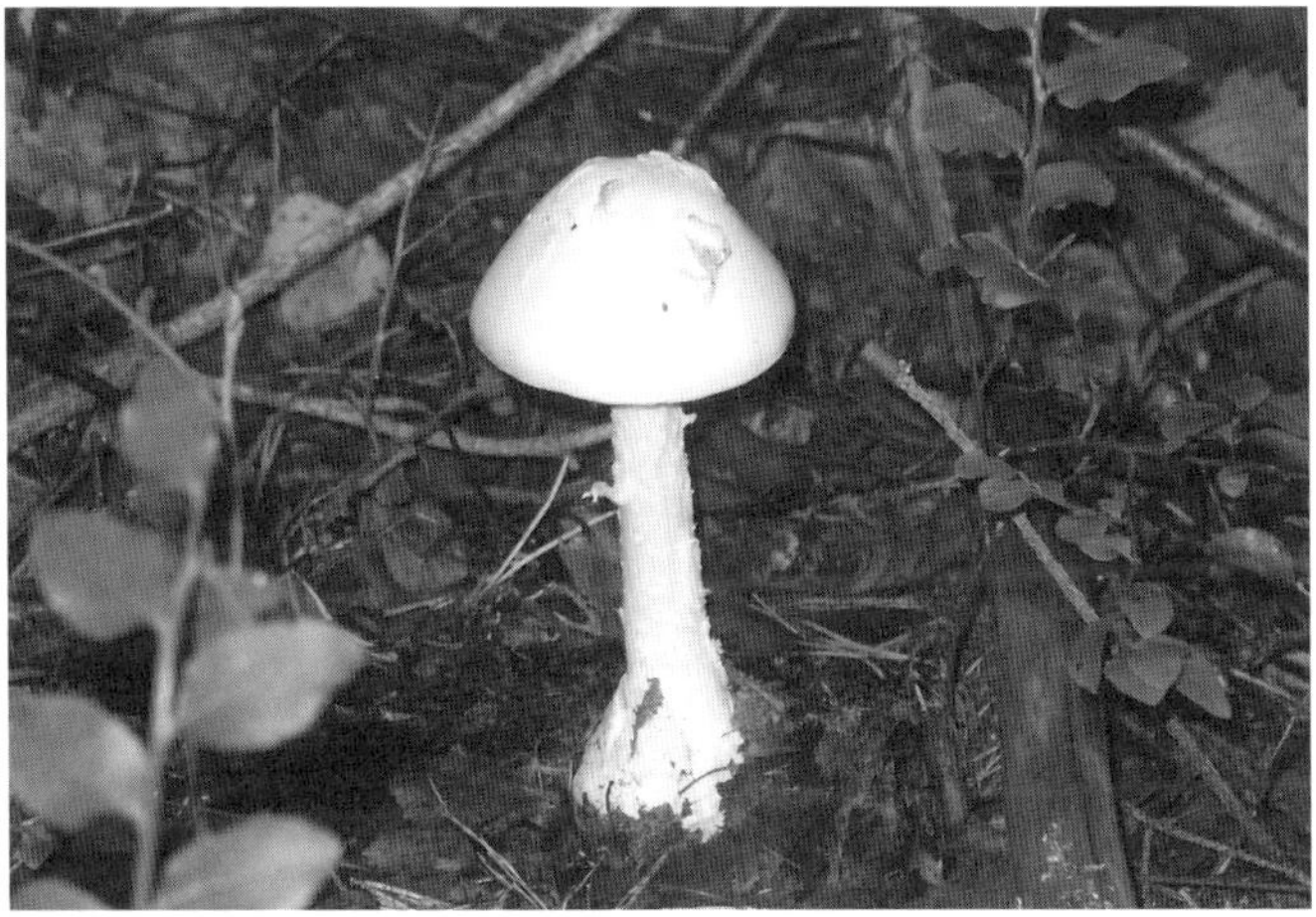

ど適切な対応がないと、確実に死に至るという恐ろしいキノコです。

ⓘ2位　タマゴテングタケ

夏から秋にかけて広葉樹林に生える「猛毒キノコ御三家」です。傘はオリーブ色で、条線はありません。裏側の白色のひだに濃硫酸をたらすと淡紅紫色に変色するという特徴があり、タマゴテングタケの判断材料に使われます。

食後24時間程度でコレラの様な激しい嘔吐・下痢・腹痛が起こります。その後一旦回復したかのように見えますが、数日後に肝臓と腎臓など内臓の細胞が破壊

●タマゴテングタケ

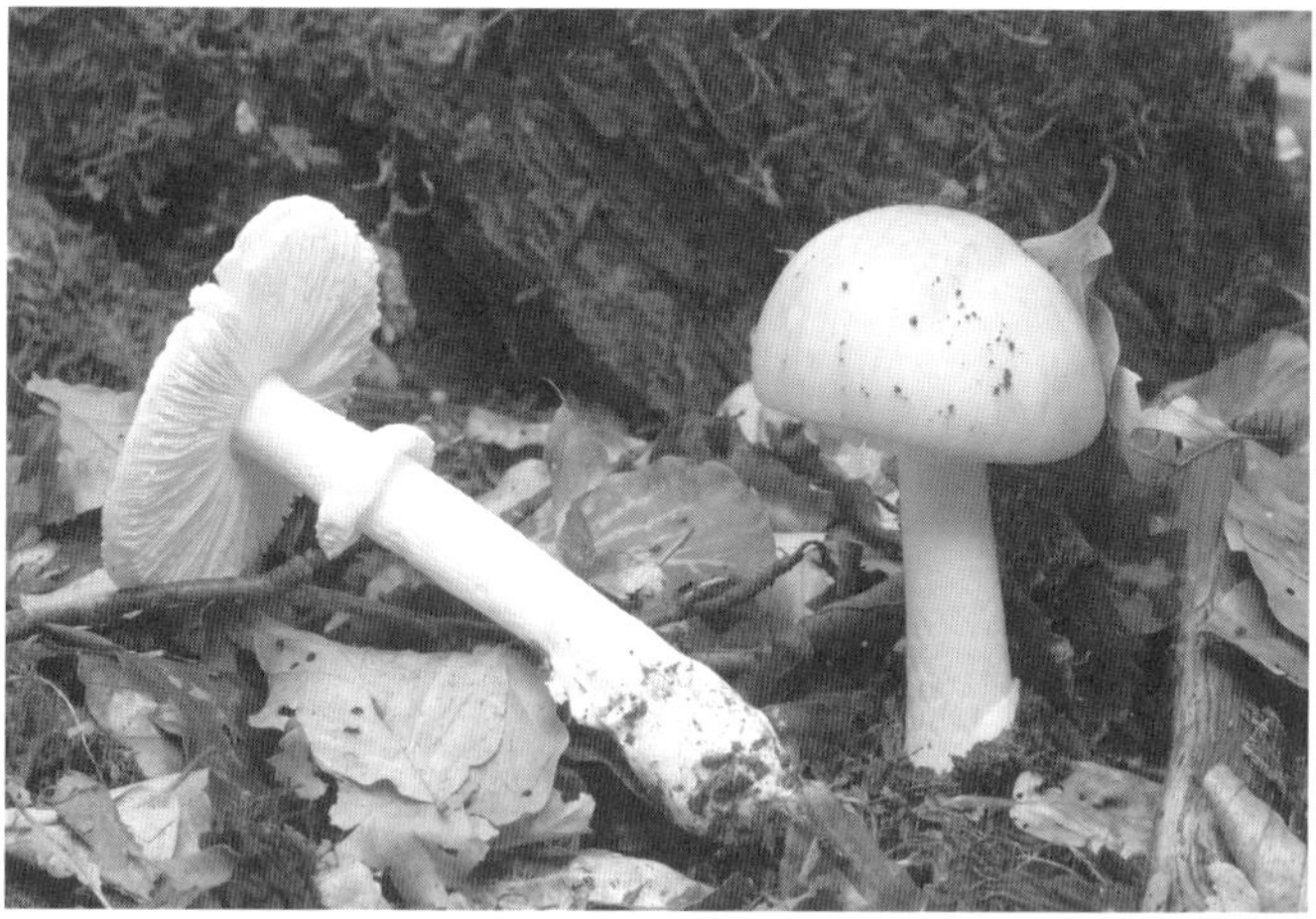

され、劇症肝炎のような症状がおこり、高確率で死に至ります。

よく似た毒キノコにシロタマゴテングタケ、タマゴテングタケモドキがありますが、これらはタマゴテングタケに似た外見をし、中毒症状もタマゴテングタケによく似ています。毒性はタマゴテングタケよりは低いとされます。

ⓘ3位　ドクササコ

秋に広葉樹林や竹やぶに発生します。5～10㎝の傘は橙褐色から黄褐色です。初めは傘の中央が凹んだお饅頭のような形ですが、やがて開いてじょうご形になります。柄は繊維質で、一部に中空のものもあります。

早い場合は食後6時間程度、遅い場合は1週間程経過してから、手足の先端が

●ドクササコ

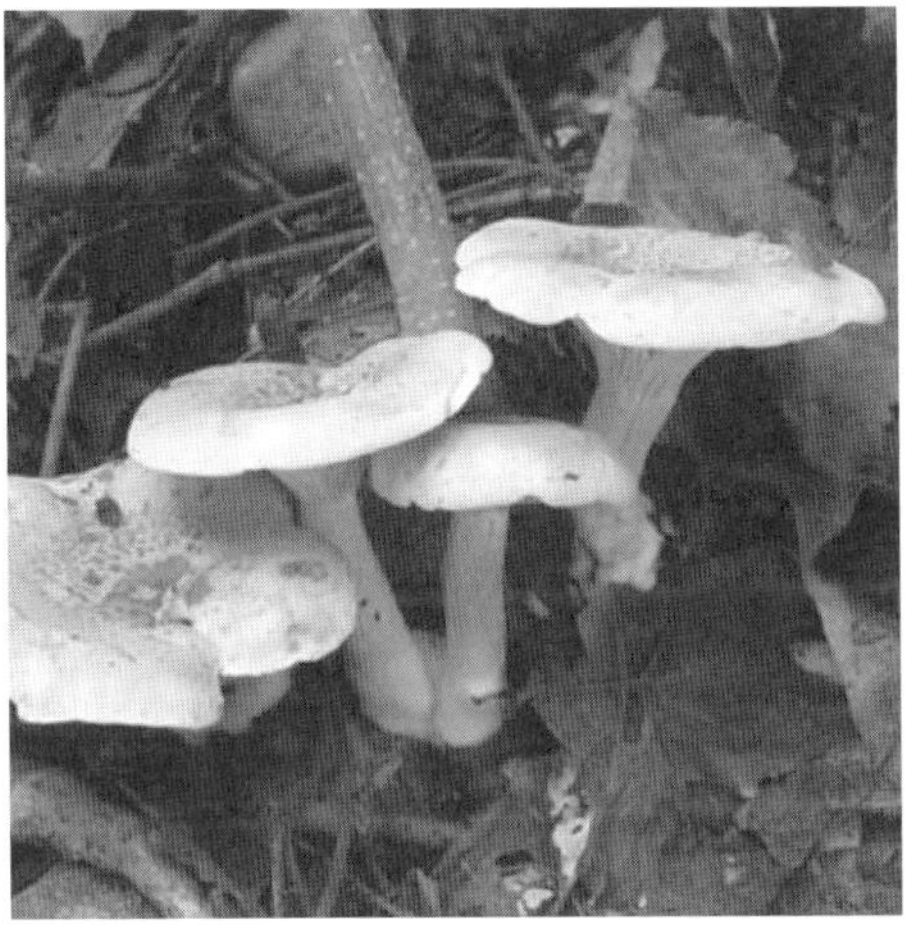

赤く腫れ、激痛を伴う末端紅痛症を起こします。痛さに我慢できずに自殺する人さえもいるそうです。この症状は1カ月以上も続きます。

ⓘ4位　ニセクロハツ

夏から秋にツブラジイ（ブナ科シイ属）のある地上に発生します。5～12㎝の傘は灰色から黒褐色で、成熟すると中央がくぼんだじょうご型になります。ひだは薄いクリーム色、柄は灰褐色から黒色で固めです。

食後30分から数時間程度で嘔吐、下痢などの胃腸・消化器系の中毒症状が起こ

●ニセクロハツ

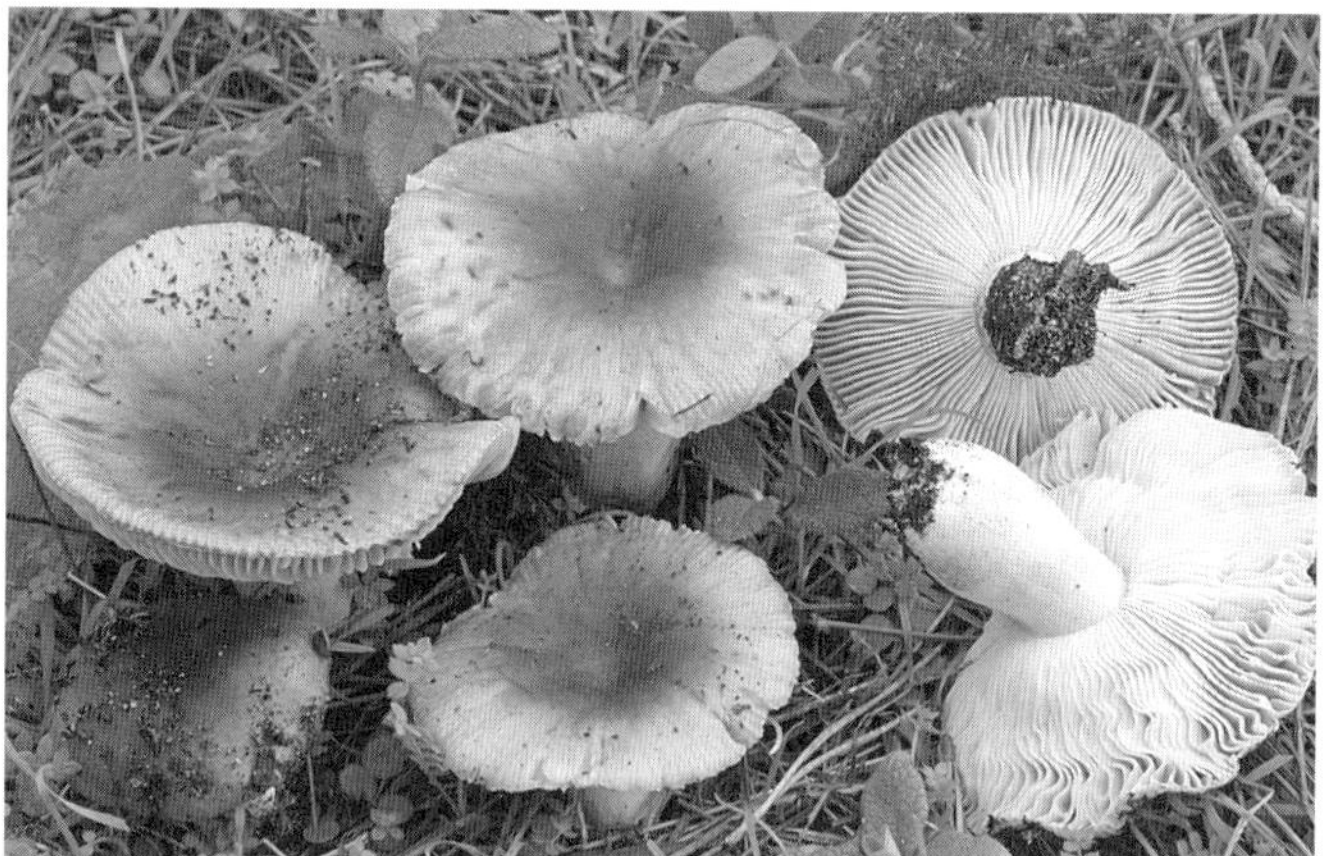

ります。その後18時間～24時間ほどで、筋肉の横紋筋が溶解することによる全身筋肉痛や呼吸困難が起こり、最悪の場合は死に至ります。

ⓘ5位　フクロツルタケ

夏から秋にブナ科樹木の林に発生します。傘は、初めは鐘型ですが、最後には平らになるまで開きます。傘表面の色は白色のものから茶褐色のものまでいろいろあります。表面に淡褐色の小さなウロコ状のささくれが付いています。

食べると手足がしびれ、嘔吐、下痢などの消化器系の症状が出て、やがて黒色尿、呼吸困難が起こります。さらに心臓・腎臓・肝臓障害、心臓衰弱などの内蔵障害と、言語障害、顔面麻痺などの症状が起こります。

ⓘ6位　シャグマアミガサタケ

春に針葉樹下の地上に発生します。高さは5～8㎝以上で、黄褐色から赤褐色の頭部はいかにもグロテスクな見た目で、脳のような凹凸やしわがあります。

北欧では確実に無毒化した上で食用にするそうで、旨みは大変に強いと言います。しかし無毒化の方法は非常に難しいそうですから、素人が手を出せるものではありません。

7～10時間で吐き気・嘔吐・激しい下痢と腹痛、痙攣などを起こします。重症の場合には肝障害・発熱・めまい・血圧降下などが現れ、意識障害、消化器系の出血を経て、最悪の場合には2～4日で死に至ります。

ⓘ7位　タマシロオニタケ

夏から秋にかけてブナなどの広葉樹の林に発生します。傘は径3～7㎝で、半球形から平形に変化していきます。柄は真っ直ぐで、全体的に白色で無味無臭なのが特徴です。

食べると数日間は腹痛、嘔吐、下痢が続き、意識不明に陥ります。肝臓・腎臓が破壊され、最悪の場合は数日後に死亡します。

ⓘ8位　ニガクリタケ

　ほぼ一年中発生します。針葉樹および広葉樹の木材や切り株などに発生する傘の直径が2～5㎝程度小型のキノコです。傘は鮮黄色から淡褐色で食用のクリタケにソックリです。

　そのため、道の駅などで間違って売られることがあり、回収に大変なことになります。しかし、生のときは苦味があるので区別できます。ところが煮ると苦味は消えますが、旨みと毒性はソックリ残ると言う、大変に危険なキノコです。

　食後3時間程度で嘔吐、腹痛などの消化器系の症状が現われます。重症の場合

●ニガクリタケ

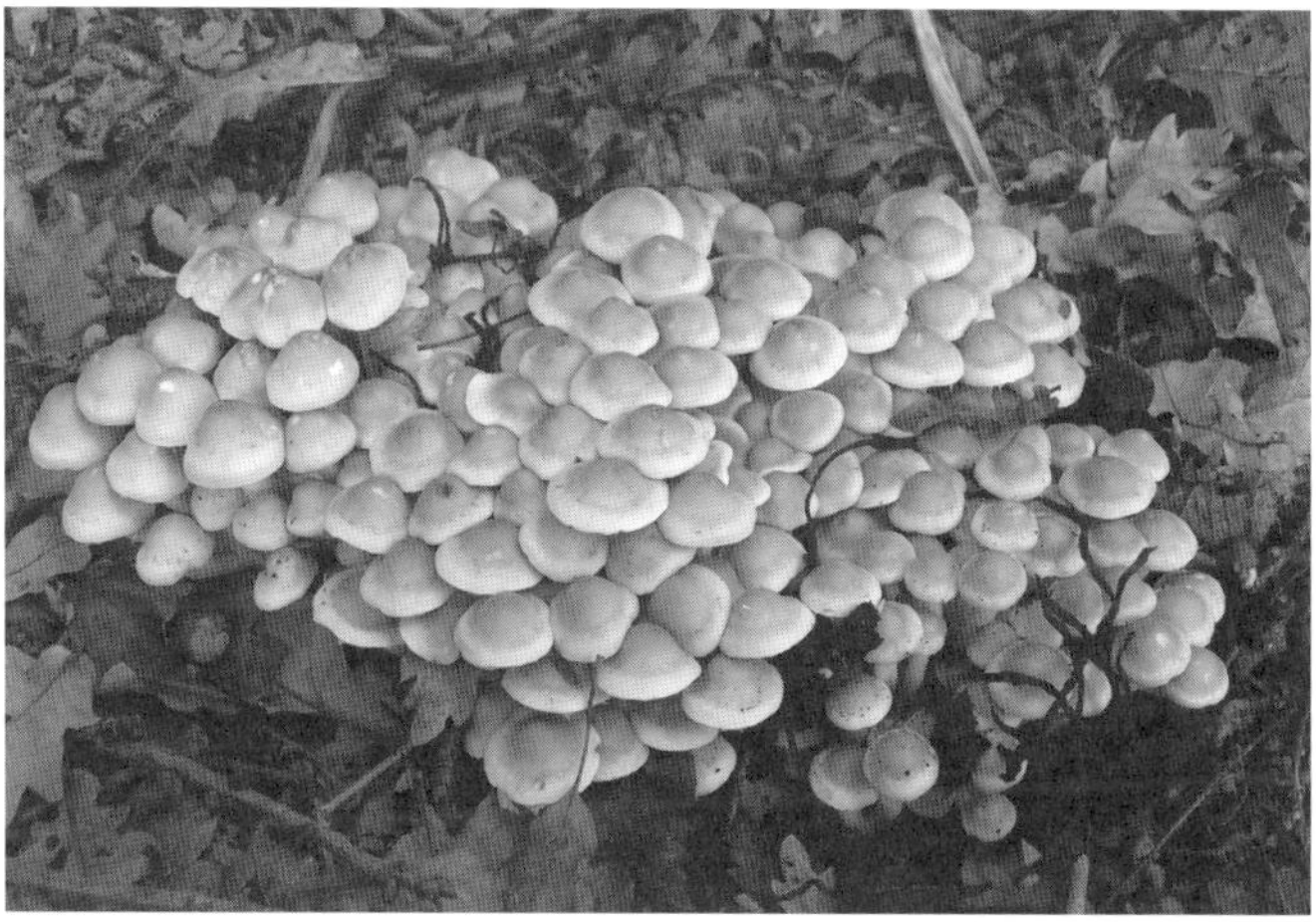

は、脱水症状、痙攣、ショック、手足の麻痺などを経て神経麻痺、肝障害などを引き起こし、最悪の場合死に至ります。

一部地方では毒抜きをして食べることもあるようですが、自己責任でとしか言いようがありません。

ⓘ9位　コレラタケ

晩秋に、スギなどの朽木や古いおがくず、ゴミ捨て場に単生または群生します。傘は2～5㎝と小型で、湿っているときは暗肉桂色、乾くと中央部から明るい淡黄色になります。

食用のクリタケ、ナメコ、エノキタケなどに似ていますので誤食注意です。

食後6～24時間で名前の通りコレラの様な激しい下痢が起こります。一旦回復しますが、その後2～7日後に肝臓、腎臓などの著しい機能低下による劇症肝炎や腎不全症状が起こり、最悪の場合死に至ります。

ⓘ10位　カラハツタケ

夏〜秋にカバノキなどの広葉樹の付近に発生します。７㎝程度の傘はオレンジ色を帯びた黄褐色〜淡い褐色で、周辺部分が白っぽい繊維質の軟毛で覆われているのが特徴です。肉も液も非常に強い辛味があります。

食べると下痢、腹痛、嘔吐などの消化器系の中毒症状を起こします。強い辛みがあるので、誤って口に入れてもすぐに気づきます。キノコを食べて強い辛味を感じたら、飲み込まずにすぐに吐き出すことです。

●カラハツタケ

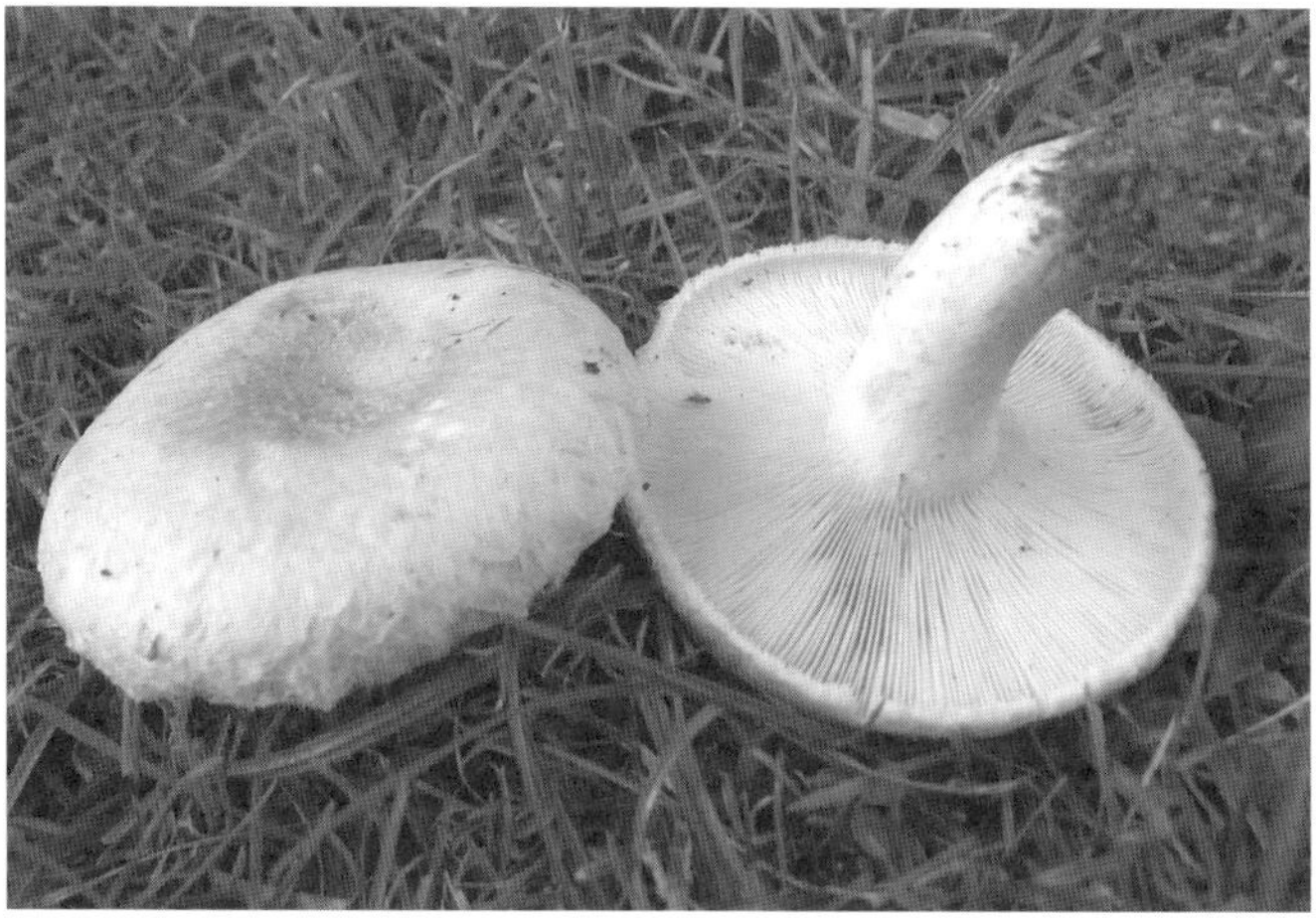

ⓘ 11位　クサウラベニタケ

夏～秋に広葉樹の地上に発生します。3～10㎝程度の傘は灰色～黄土色で、茶色のものもあります。乾燥時は絹のような光沢があり、湿潤時は濡れたような色ムラと粘性があります。粉臭さやガス臭さも特徴です。

食べると10分から数時間で嘔吐、下痢、腹痛など消化器系中毒症状を発症します。発汗など神経系中毒の症状も現れ、死亡例も報告されています。

ⓘ 12位　ツキヨタケ

●クサウラベニタケ

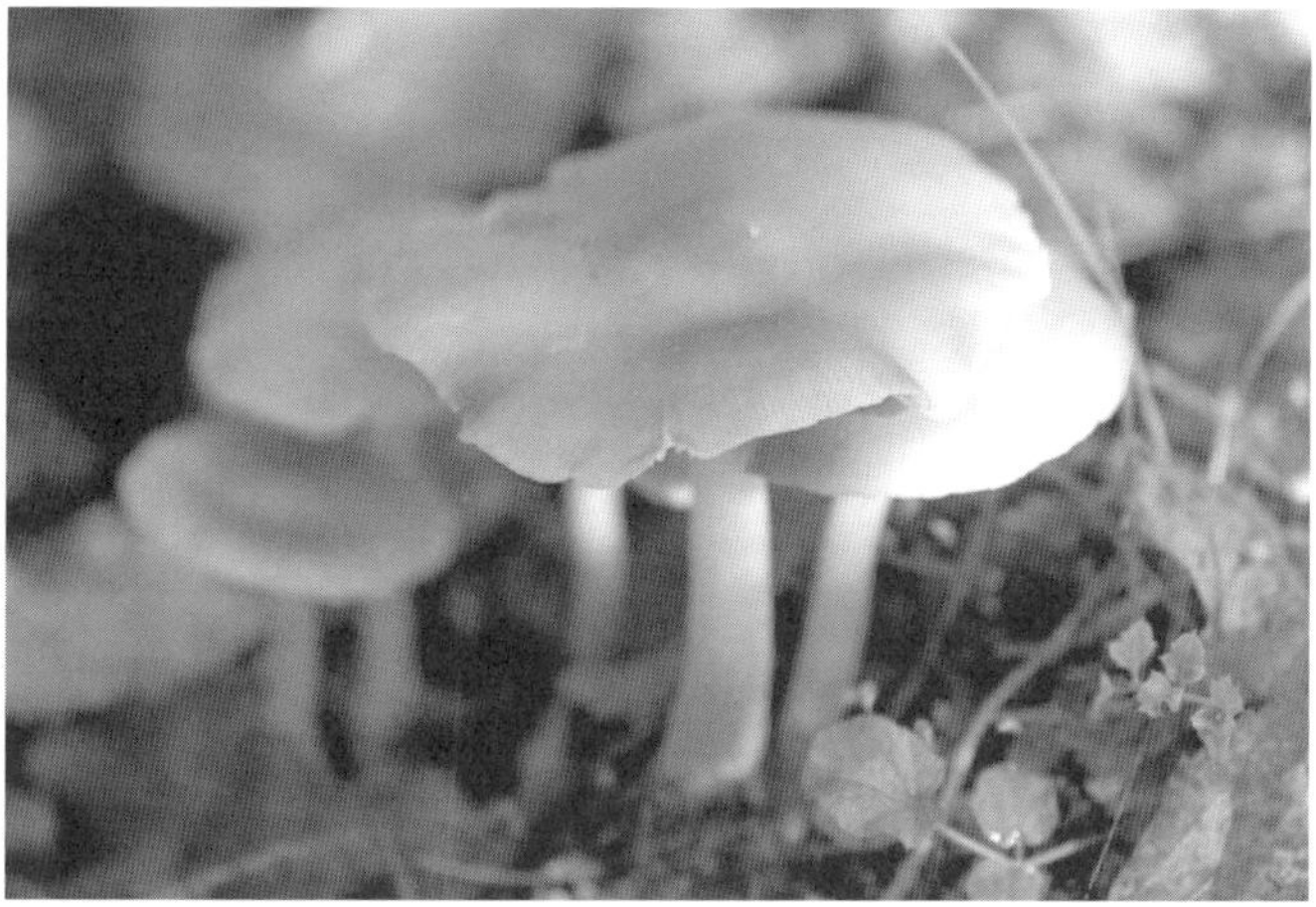

夏～秋(特に秋)にブナ、イタヤカエデなどの樹に重なり合って発生します。傘は10～20㎝程度の大型の半円形で、初め黄褐色、成熟すると紫褐色～暗紫褐色になります。肉厚なので椎茸と間違えることがあります。

30分～1時間程で嘔吐、下痢、腹痛などの消化器系の中毒症状が現れます。幻覚痙攣を伴う場合もありますが、多くの場合、翌日から10日程度で回復します。

ⓘ13位　テングタケ

初夏～秋に広葉樹林の地上に発生します。6～15㎝の中型の傘は灰褐色～オ

●ツキヨタケ

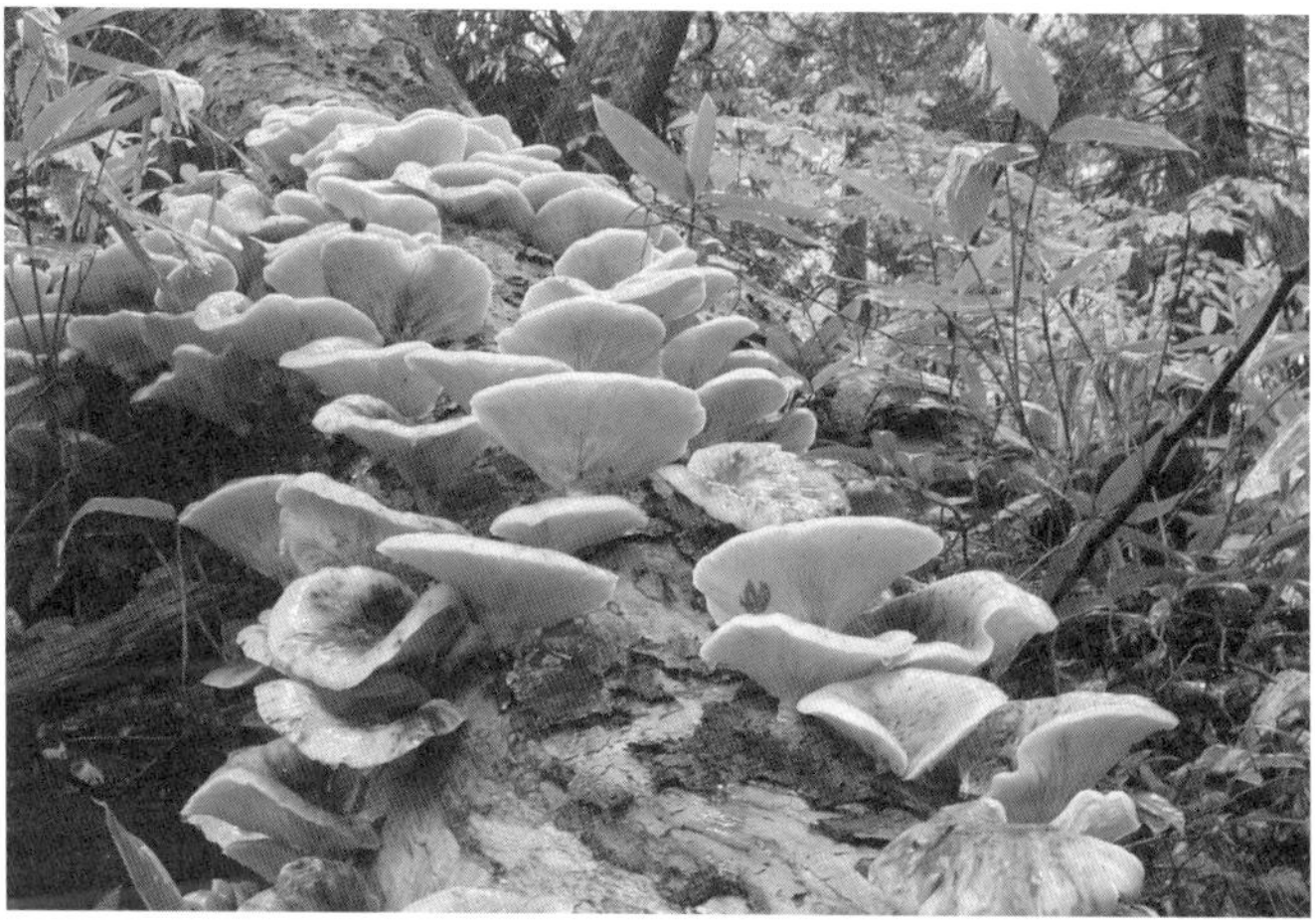

リーブ褐色で、表面には白色のいぼが多数あり、ふちには条線があります。柄の基部の球根状の膨みと、襟状のつぼの名残が特徴です。

たべると30分程で嘔吐、下痢、腹痛など胃腸消化器の中毒症状が現れます。神経系の中毒症状、縮瞳、発汗、めまい、痙攣、呼吸困難になる場合もあります。多くは、1日程度で回復しますが、昔は死亡例もあったと言います。

ⓘ 14位　ドクヤマドリ

夏から秋に1500m以上の亜高山帯針葉樹林の地上に発生します。富士山でよく見られると言います。8〜20㎝程度の比較的大型な傘はお饅頭型で黄褐色で、柄も同色です。

食後2時間程度で嘔吐、下痢などの胃腸・消化器系の激しい中毒症状が現れます。

ⓘ 15位　カキシメジ

秋にブナやクヌギなどの広葉樹林やマツなど針葉樹林の地上に発生します。3～8㎝の傘は栗褐色・薄い黄褐から赤褐色までの幅があります。柄は、根元はやや膨んでいますが、つばやつぼなどはありません。

食後30分～3時間後に頭痛を伴う嘔吐、下痢、腹痛などの症状を起こします。有毒成分が水溶性のため、キノコの個体成分の摂取量より、毒成分が溶出した汁をどのくらい摂取したかによって潜伏時間や症状に差が出てきます。

●カキシメジ

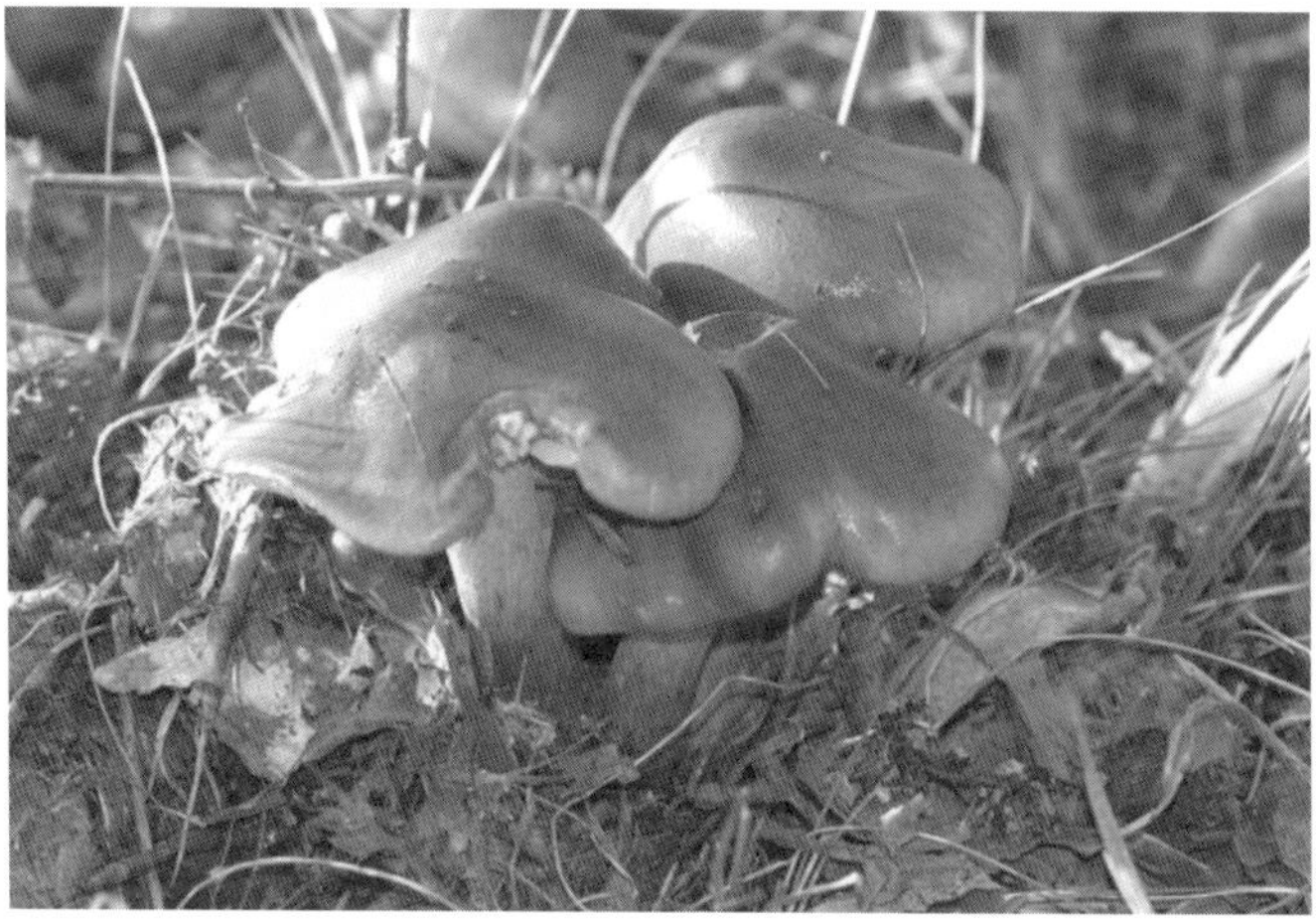

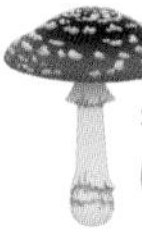

SECTION 09

変わった毒キノコ

見た目や毒性に変わった所のあるキノコを見てみましょう。「変わった」というのは毒性が弱いと言うことではありませんから注意してください。

! カエンタケ

色はオレンジから真紅色で根元から太さ1㎝程度の茎が何本か伸びていて、大きいもので高さ10㎝程度です。ちょうど人間の指のような形をしています。以前は人家の近くでは見られなかったキノコですが、最近は人家の裏庭に発生したなどとニュースになることがあります。

外見の不気味なキノコですから、食べる人はいないでしょうが、致死量わずか3ｇで非常に毒性の高いキノコです。万一食べてしまうと、ひどい口内炎から呼吸困難・

白血球破壊となり、全身の皮膚の糜爛《びらん》・多臓器不全と症状が進行します。幸い命を取り留めても小脳萎縮等の重篤《じゅうとく》な後遺症を残します。

　また、口に入れなくても触ることすら危険です。汁に触っただけでも皮膚がただれます。

ⓘ オオワライタケ

　夏～秋にミズナラ、ブナなどの広葉樹、まれに針葉樹の枯れた幹などに発生します。5～15㎝程度の傘は黄色を帯びており、中央部の色は濃くなっています。柄は5～15㎝程度で、根元が太いです。

●カエンタケ

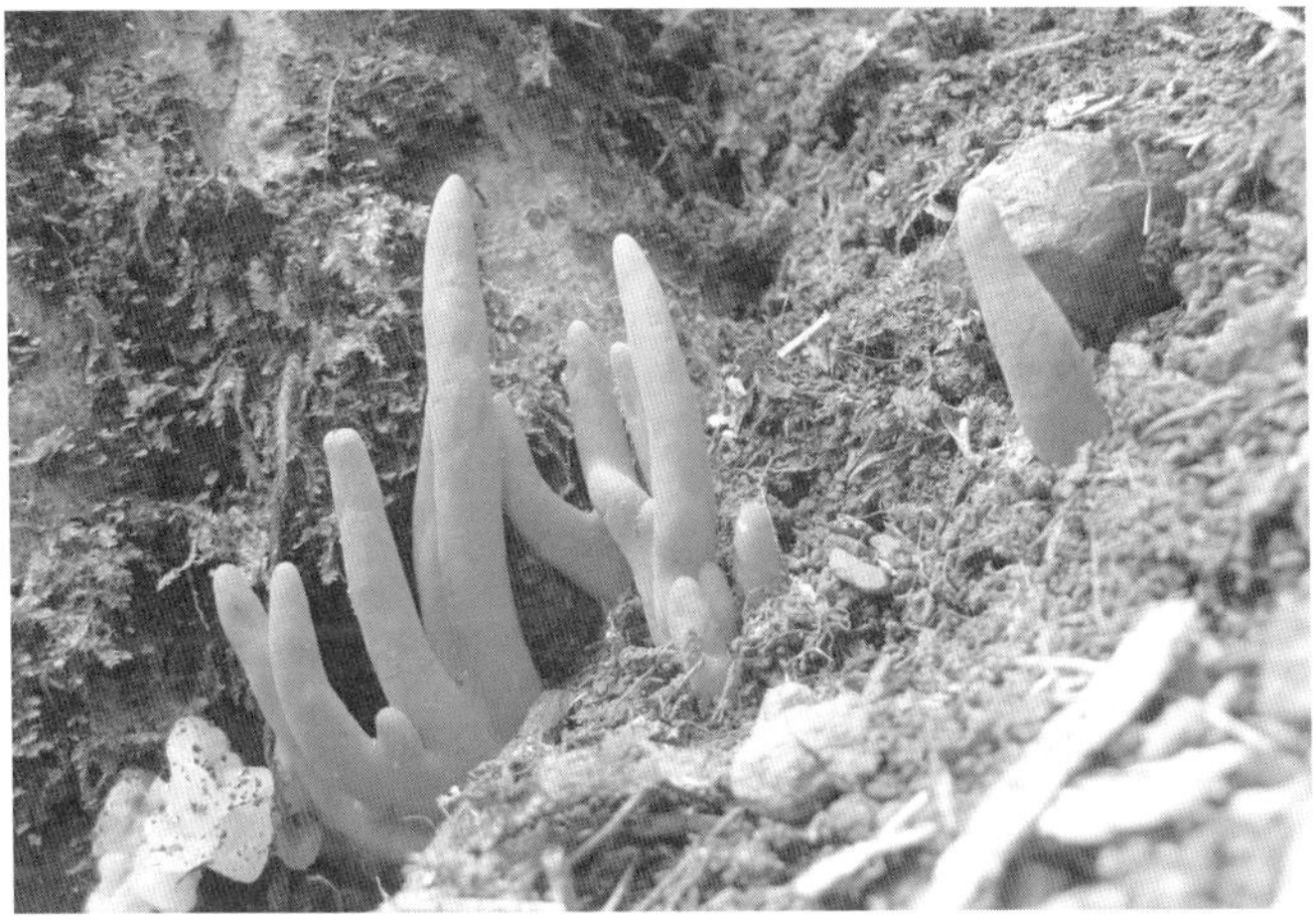

食べると5分～10分ほどでめまい、寒気、悪寒、ふるえなどの神経症状が出現し、多量に摂取すると幻覚、幻聴、異常な興奮、狂騒などの症状が出ることから「大笑い」という名前が着いたものと思われます。食べた人は非常に苦しいそうですが、致命的ではありません。

ⓘスギヒラタケ

晩夏から秋にかけてスギ、マツなどの針葉樹の倒木や古株に群生します。2～7㎝程度の傘は白色でほとんど無柄。耳形から扇形に成長していて、ふちは内側に巻いています。

●スギヒラタケ

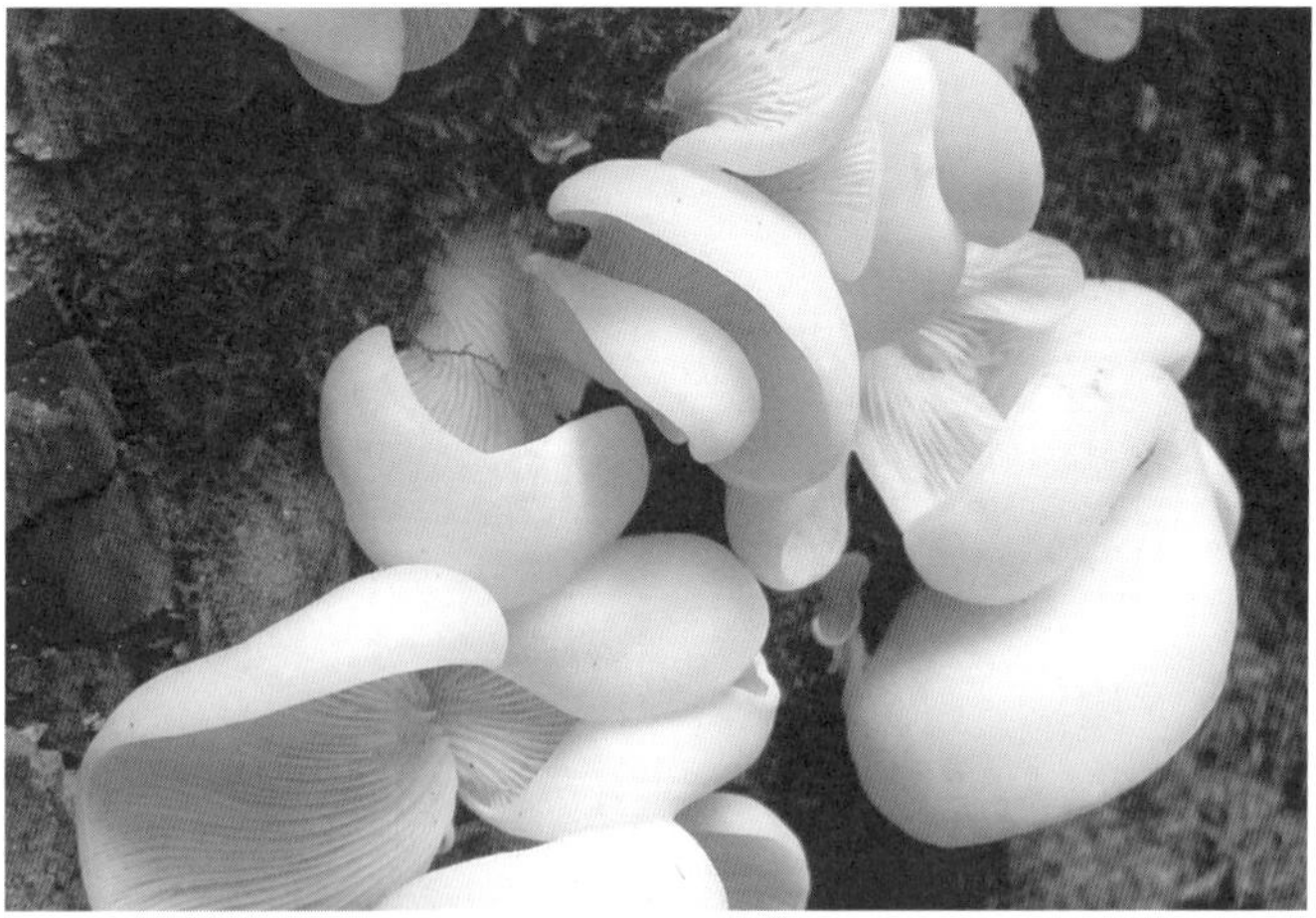

以前は食用とされていましたが２００４年に腎機能障害を持つ人がこのキノコを食べて急性脳症を起こして亡くなる事件が発生しました。これがニュースになった途端、あちこちで同じような事例が相次ぎ、この年だけで東北、北陸９県で59人が発症し、17人が死亡しました。患者の中には腎臓の病歴の無い人もいました。

毒性の原因は未だ不明ですが、政府ではとにかくこのキノコの摂取は控えるように注意しています。

ⓘ ヒトヨタケ

春から秋にかけて広葉樹の枯れ木や埋もれ木に発生します。傘は灰色で細かい鱗片があり、初め卵型ですが、だんだん縁が反り返ってきます。

成熟したキノコの傘は周縁より中心部に向かって自己消化により次第に液化し、ついには柄のみ残し、一夜で溶けて黒インクのような液になってしまいます。このことからヒトヨタケと呼ばれます。

美味しいキノコで油との相性が良いのでバター炒めにするとよいそうです。問題はお酒との取り合わせです。お酒を飲むとエタノールが体内で酸化されてアセトアルデヒドになり、これが二日酔いの原因となります。しかし、これも酸化酵素で更に酸化されて酢酸となり、二日酔いは消えていきます。

　ところがこのキノコの毒はアセトアルデヒドの酸化を妨げるのです。そのため二日酔いが続き、苦しい目に逢うのです。二日酔いは治っても毒成分は体内に残り、その間にお酒を飲むと同様の苦しい二日酔いになるそうです。断酒を目指す方にはオススメかも？

●ヒトヨタケ

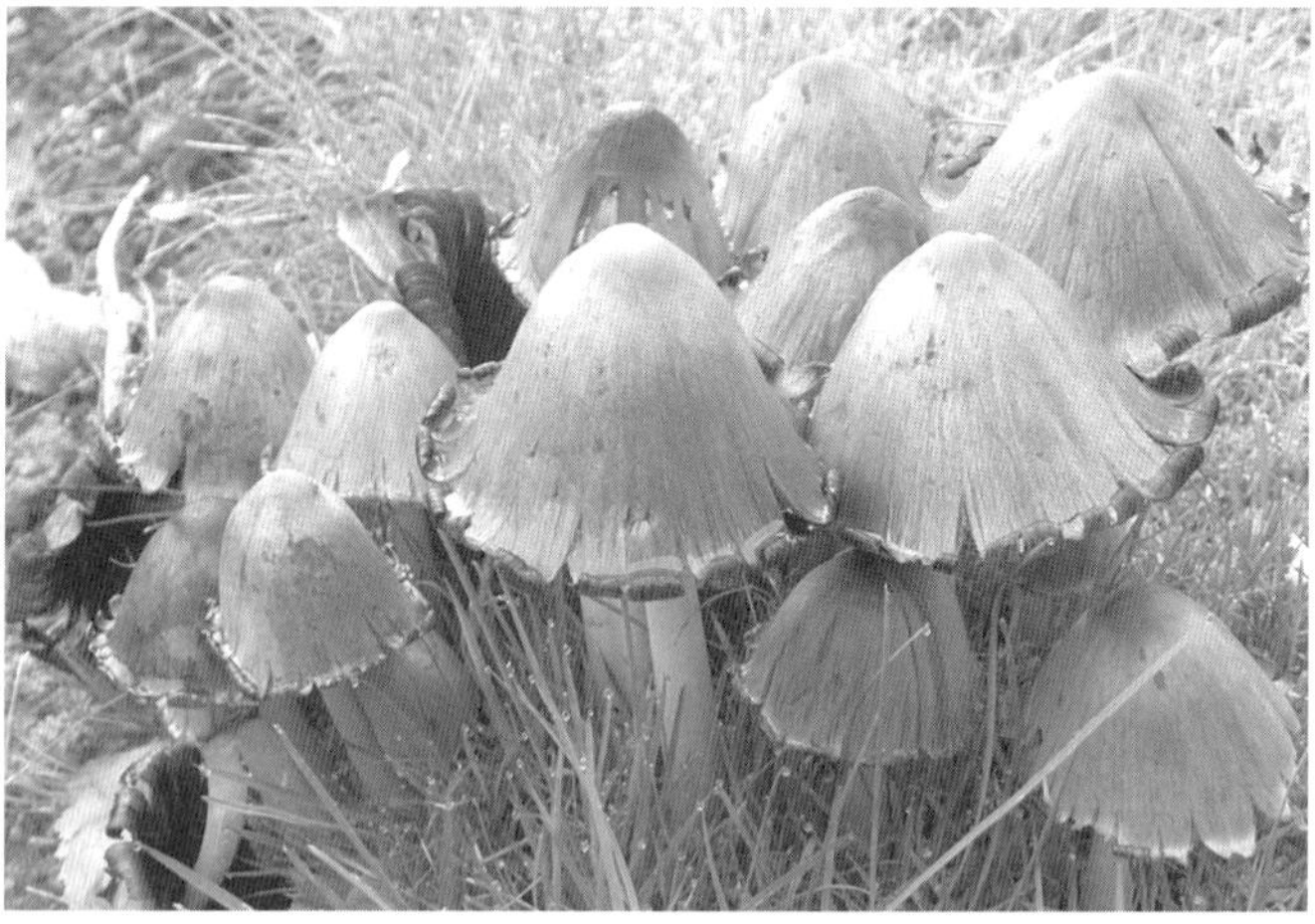

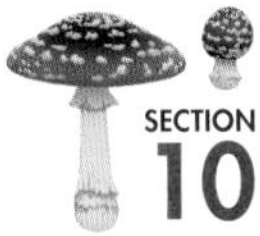

SECTION 10

カビ毒

カビは水分を含むものなら何にでも付着して増殖し、その過程で様々な化学物質を作り出します。この中で、微生物の増殖を抑えるものはペニシリンなどのように抗生物質とよばれ、病気の治療に役立ちます。

しかし、一方でカビの種類によっては、健康被害をもたらす有害な化学物質を産生する物もあります。

カビが産生する物質のうち、人や動物に毒性を示すものは、カビ毒マイコトキシンとよばれます。この中には食中毒を起こすだけでなく、肝臓、腎臓、胃腸等に障害を与え、その上強い発ガン性を示すものがあります。

カビ毒のほとんどは熱に強く、加熱等によりカビが死滅し

●カビ毒

カビ毒	主な毒性、作用	汚染例のある食品
アフラトキシン	肝臓障害、発ガン性	ナッツ類、穀類(トウモロコシ等)、香辛料
デオキシニバレノール	消化管障害、免疫毒性	穀類(麦類等)
パツリン	脳・肺浮腫、臓器出血	リンゴ
オクラトキシン	腎臓障害	穀類(麦類、トウモロコシ等)、コーヒー豆、レーズン
フモニシン	肝臓ガン	トウモロコシ

たあとも食品中に残存する場合が多く、除去することが困難です。現在、３００種類以上のカビ毒が知られています。

カビ毒を作るカビは収穫前の農作物に発生することもあるため、食品をカビ毒の汚染から守るためには、農作物の栽培時から菌の感染を防ぎ、また保管、運搬時にも保存状態を適正に保つなどの配慮が必要です

ⓘアフラトキシン

アフラトキシンは食品汚染事例の多いカビ毒で、特にピーナッツ、トウモロコシ、ピスタチオ、香辛料、干しイチジクなどにアフラトキシンによる汚染が見られます。

アフラトキシンは最強の発ガン性物質として知られています。

●アフラトキシン

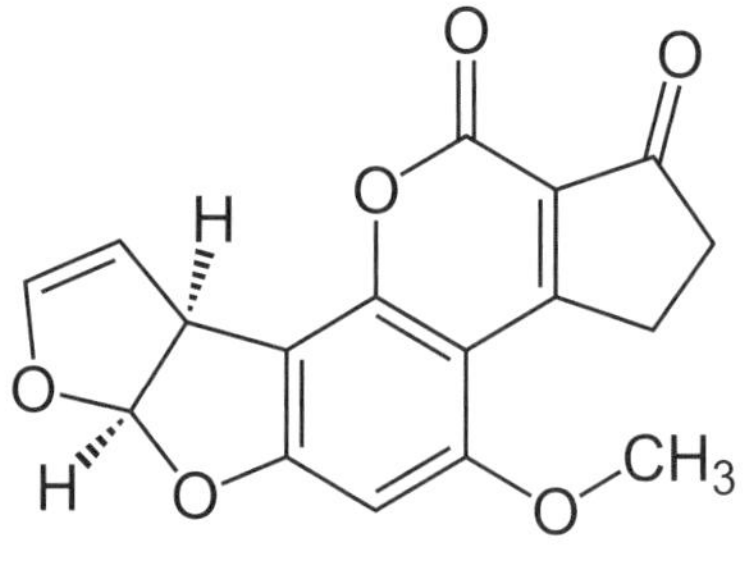

ⓘデオキシニバレノール

デオキシニバレノールは収穫前の農作物に畑で感染し赤カビ病を引き起こす菌から作られます。これらは中緯度〜高緯度の広範囲の地域で栽培された小麦、大麦、トウモロコシ等の主要穀類に頻繁に見られます。

ⓘオクラトキシン

オクラトキシン産生菌は熱帯地域から冷涼な地域まで広い範囲に分布しています。麦をはじめとする穀類、コーヒー豆、カカオ、ワイン、ビール、乾燥果実、香辛料など大変多くの食品への汚染が報告されています。また、これら汚染された農産物を飼料として飼育された豚およびその加工品の汚染も知られています。

●オクラトキシン

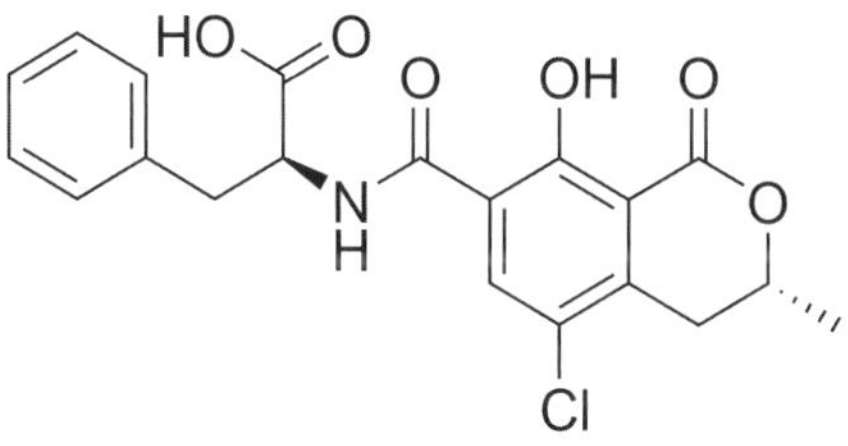

ⓘ パツリン

パツリン生産菌はリンゴの腐敗菌である青カビの一種あり、リンゴの傷んだ部分から侵入します。このカビは、湿度が高ければ、低温でもパツリンを作ることが知られており、日本の気候条件でも十分に作られる可能性があります。

パツリンの汚染は主にリンゴの加工品、特にリンゴジュースに見られます。これは、カビや虫食い、打撲傷等で生食用の商品とならないリンゴをジュース等の加工品の原料として転用することが多いためと考えられます。

●パツリン

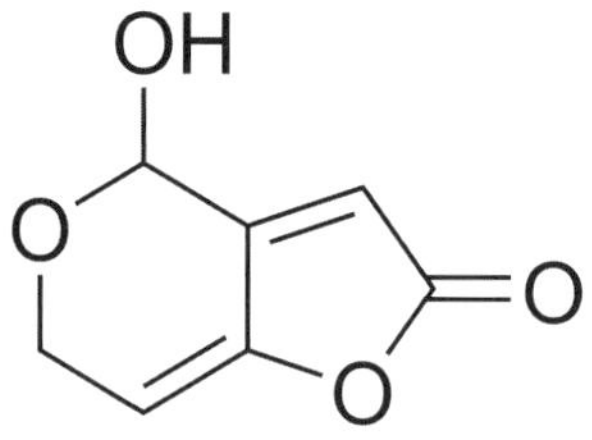

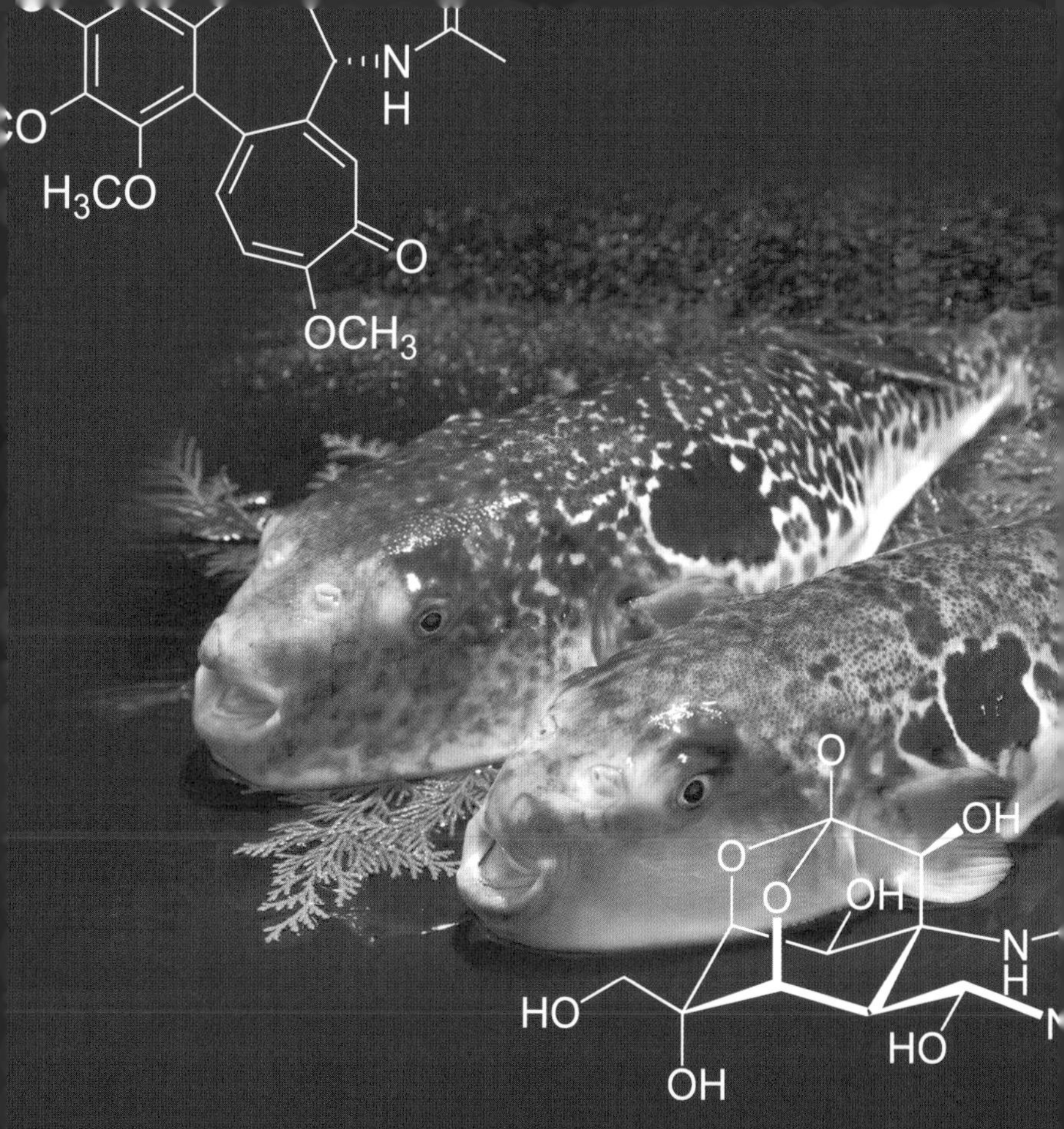

Chapter.4
危険な魚介類

SECTION 11

食べると危険な毒魚

若い人の間では魚離れが起きていると言いますが、それでも日本人の食文化に占める魚の割合は世界で有数のものでしょう。魚はタンパク源として優秀なだけでなく、ＥＰＡ、ＤＨＡなど優れた脂質をも含みます。そのため、経済的に豊かになった国は海洋資源に目を向けようになり、日本人が利用できる海洋資源が減少しつつあるのは残念なことです。

しかし、海洋資源すなわち、魚類、貝類、その他の魚介類には、強い毒成分を含むものがたくさんあります。フグのように食べると死に至る毒を持つ魚もいますし、岸壁釣りで掛かって、指を刺されると痛い目に遭う毒棘を持つハオコゼもいますし、石鯛のように滅多にお目に掛かれない上に滅多にお目に掛かれない毒を持つ魚もいます。また、貝類のように、普段は何ともないのに、ある時、突然毒をもつ気まぐれで迷惑なものもいます。

❗食べると死に至る魚類の毒

先に見た植物、キノコの毒成分は、その種類によって異なっていました。トリカブトのアコニチンとスズランのコンバラトキシンの間に、化学的な共通点を見出すのは、薬学的に相当訓練を積んだ方、あるいはＡＩでないと困難です。

ところが食べると大変な魚、いわゆる毒魚の持つ毒は、大概同じなのです。それは「テトロドトキシン」「シガトキシン」「パリトキシン」のどれかです。その理由は、魚類の持つ毒は、多くの場合、魚そのものが体内で生合成によって作るものではないということです。

つまり、毒魚と言われる物の多くは、その毒を餌から仕入れているからです。例えばフグの毒であるテトロドトキシンはフグの餌であるボウシュウボラと言われる貝類が作っていると思われましたが、調べてみるとボウシュウボラも他のプランクトンから仕入れ、という具合に、最終的には紅藻類から発生することがわかりました。

つまり、魚類の毒は魚類が自ら作り出した物ではなく、魚類が食べた餌に含まれた毒を溜め込んだ、いわば貯金のような物だったのです。

ということで、ここでは魚類の毒を中心にして見ていくことにしましょう。

①テトロドトキシン

テトロドトキシンの名前は「テトラ」+「アド」+「トキシン」からできています。テトラはギリシア語の数詞で「4」、アドはギリシア語で「歯」、トキシンは英語で「生物の持つ毒」の意味です。つまり、フグが4枚の鋭い歯を持っていることから付けられた名前なのです。

テトロドトキシンはフグ類が保有している「猛毒」です。Chapter.1の「毒のランング表」で見たように、青酸カリの何百倍もの毒性があります。

多くのフグは、肝臓や卵巣に高い濃度の毒をもっています。毒の強さは固体や住んでいる海域によって差があり、更にフグの種類によっては内臓だけでなく皮や筋肉に毒を保有するものもいます。しかし美味しいフグは高級食材として人気を博していま す。そんなフグを安全に提供できるようフグを職業として調理するためには資格が必須とされますが、その認定は国家試験ではなく、県の認定ですから県によって厳格な所と必ずしもそうでない所がありますから、注意が必要です。

❗中毒の症状

テトロドトキシンは神経毒の一種であり、摂取すると神経が侵され、神経麻痺やしびれなどを起こし、手足を動かしたり、言葉を発することができなくなります。重症の場合、呼吸器の筋肉が麻痺し窒息してしまいます。テトロドトキシンは、水で洗っても加熱をしても毒性はぬけません。しかも解毒剤などの治療薬もありません。人工呼吸器を付けるなどの対症療法だけです。

●トラフグ

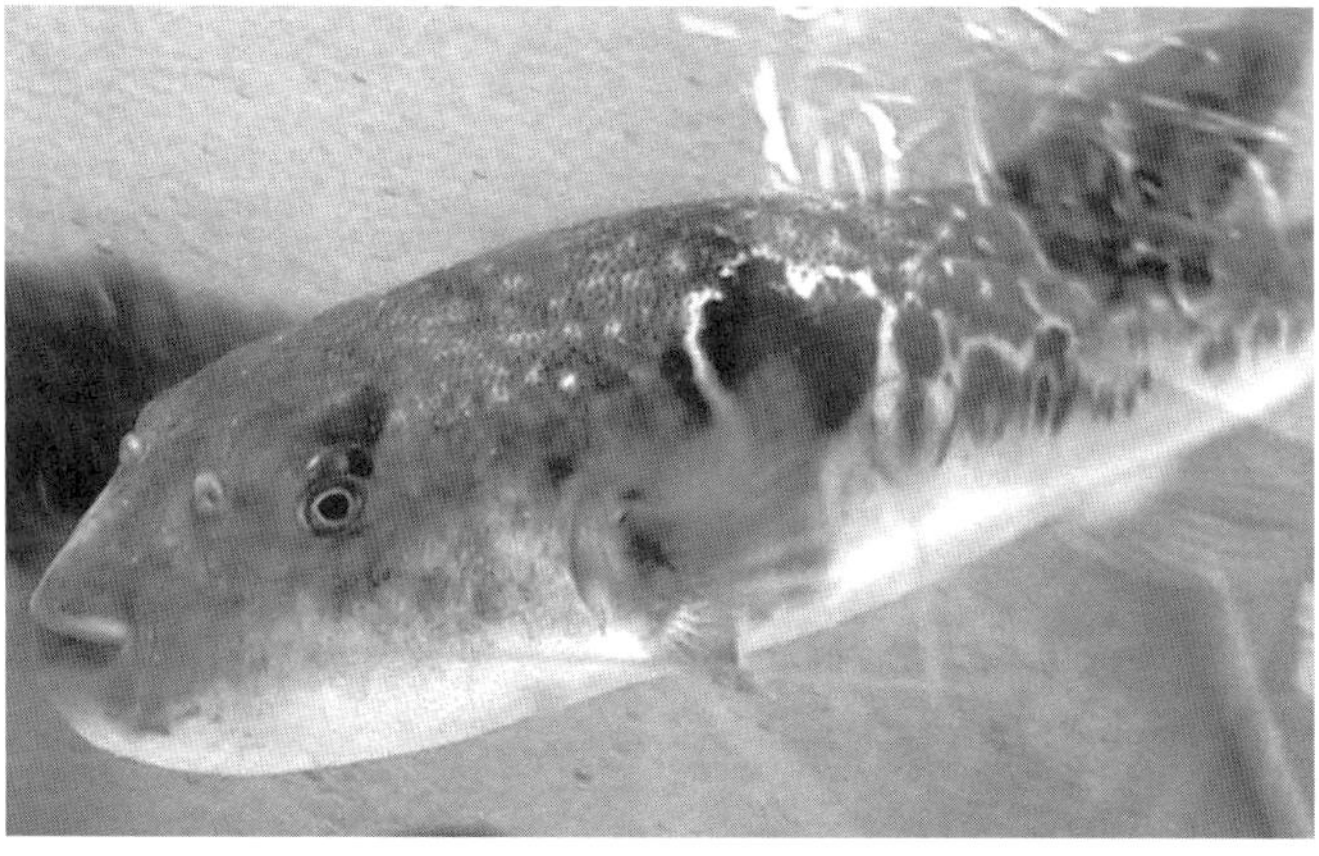

! テトロドトキシンを持つ魚

❶ トラフグ

大型でフグ料理の最高級種です。卵巣、肝臓、腸などの内臓と血液に毒があります。

❷ クサフグ

小型で背中が深緑色です。卵巣、精巣、肝臓、腸に加え皮と筋肉にも毒があります。

❸ シマフグ

すべてのヒレが鮮やかな黄色です。卵巣、肝臓、腸などの内臓に毒があります。

❹ ヒガンフグ

春のお彼岸の時期によく獲れることから、この名前がつきました。強い毒があるため、食用にはしません。卵巣、精巣、肝臓、腸の内臓の他、皮にも毒があります。

❺ **ショウサイフグ**

トラフグに似ていますが、胸びれの後ろに黒褐色の紋が無いので区別できます。卵巣、肝臓、腸などの内臓に加え、皮にも毒があります。

ⓘ シガトキシン

シガトキシンは「渦鞭毛藻《うずべんもうそう》」という微細藻が作り出す毒であり、シガテラとも呼ばれます。この渦鞭毛藻は魚の餌となる海藻や藻などにくっつき、それを食べた小魚から魚へと食物連鎖の過程で蓄積されていきます。シガトキシンと次に紹介するパリトキシンをもつ魚は熱帯のサンゴ礁に棲むものが多いことから「サンゴ礁の毒」とも言われます。

日本ではサンゴ礁の多い沖縄でシガテラ毒による食中毒が多く発生しています。しかし最近では海水温が高くなったため本州沿岸で獲れたヒラマサやイシガキダイによる中毒も発生事例があるようです。同じ魚でも毒性には地域差や個体差があるので確実な対策は難しいとされています。

若い魚に比べ長く生きている魚の方が毒が多く蓄積されている可能性が高いので、次の魚を含め、暖かい地域で獲れた歳をとった魚は避けたほうが賢明でしょう。

ⓘ中毒症状

シガテラ毒は、熱を加えても毒性は残ります。摂取すると、30分から数時間の間に症状が発症します。シガテラ毒は神経毒なので主な症状としては手足や口の痺れ、関節痛、麻痺、だるさ、貧血等に加え、腹痛、吐き気など消化器にも症状が出ます。

シガテラ毒の特異的な症状に温度感覚異常(ドライアイスセンセーション)があります。これは冷たいものを飲んだり、冷たいものに触ったりすると電気が走ったような痛みを感じるものです。死亡例は少なく、軽い場合は数日で治りますが、重症の場合は1年以上続くと言います。

ⓘシガトキシンを持つ魚

❶ドクウツボ

えら穴の周りに黒い斑点があります。沖縄では食用とされますが、まれに毒を持っています。

❷バラハタ

赤い体色に斑模様、ヒレの後ろが黄色いのが特徴です。沖縄では食用とされますが、シガテラ中毒の原因になることが多い魚です。

❸カンパチ

ブリやヒラマサに似た高級魚です。南方で取れる超大型の個体は保毒している可能性があるため注意が必要です。

●ドクウツボ

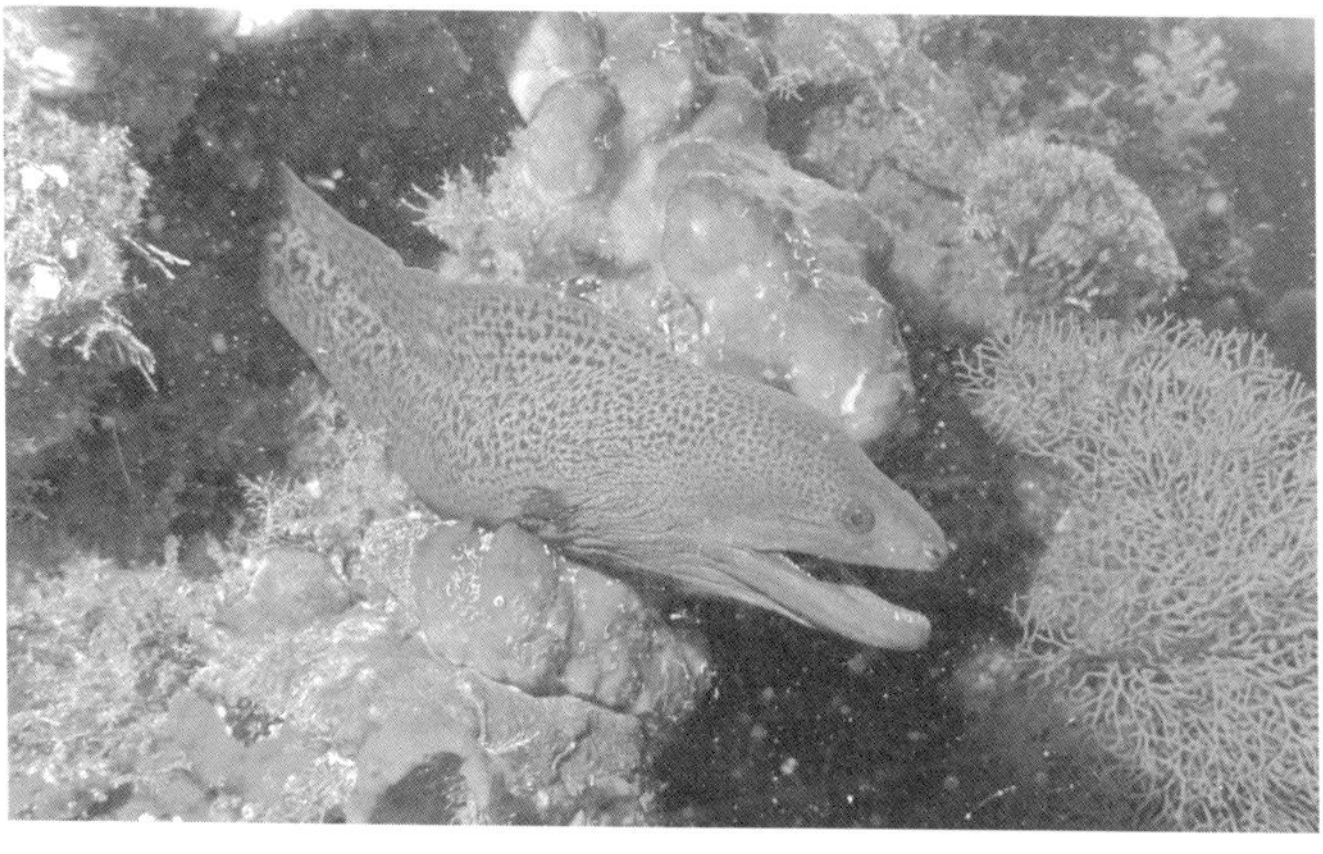

❹ イシガキダイ
磯釣りの高級魚です。最近、有毒の個体が現われてきました。

❺ オニカマス
毒を保有している個体がいるためドクカマスとも呼ばれます。全長1・5mにもなり、カマス科の中で最も大きくなります。

ⓘ パリトキシン
パリトキシンは主にアオブダイが保有するとされています。パリトキシンはイワスナギンチャクという刺胞動物に最初に発見された毒です。食物連鎖の過程でこれを食べた魚の体に蓄えられます。分子構造はトンデモナク複雑ですが、この構造を解析し、合成に漕ぎ着けた研究は天然物研究の金字塔と言われました。

テトロドトキシンの数十倍の強さを持つ猛毒で、食中毒による死者が出ています。

ⓘ パリトキシン中毒の症状

摂取すると12〜24時間の間にパリトキシンが筋肉の細胞を壊し、激しい筋肉痛が起こります。血液の中に筋肉の細胞が入ってしまい腎臓の機能が破壊されます。また、血管を強く収縮させて心臓が酸素不足になり、重症の場合は命を落とします。

1953年から西日本を中心に40件以上の食中毒が発生し8人死亡しています。洗ったり加熱しても毒性はなくなりません。

●パリトキシン

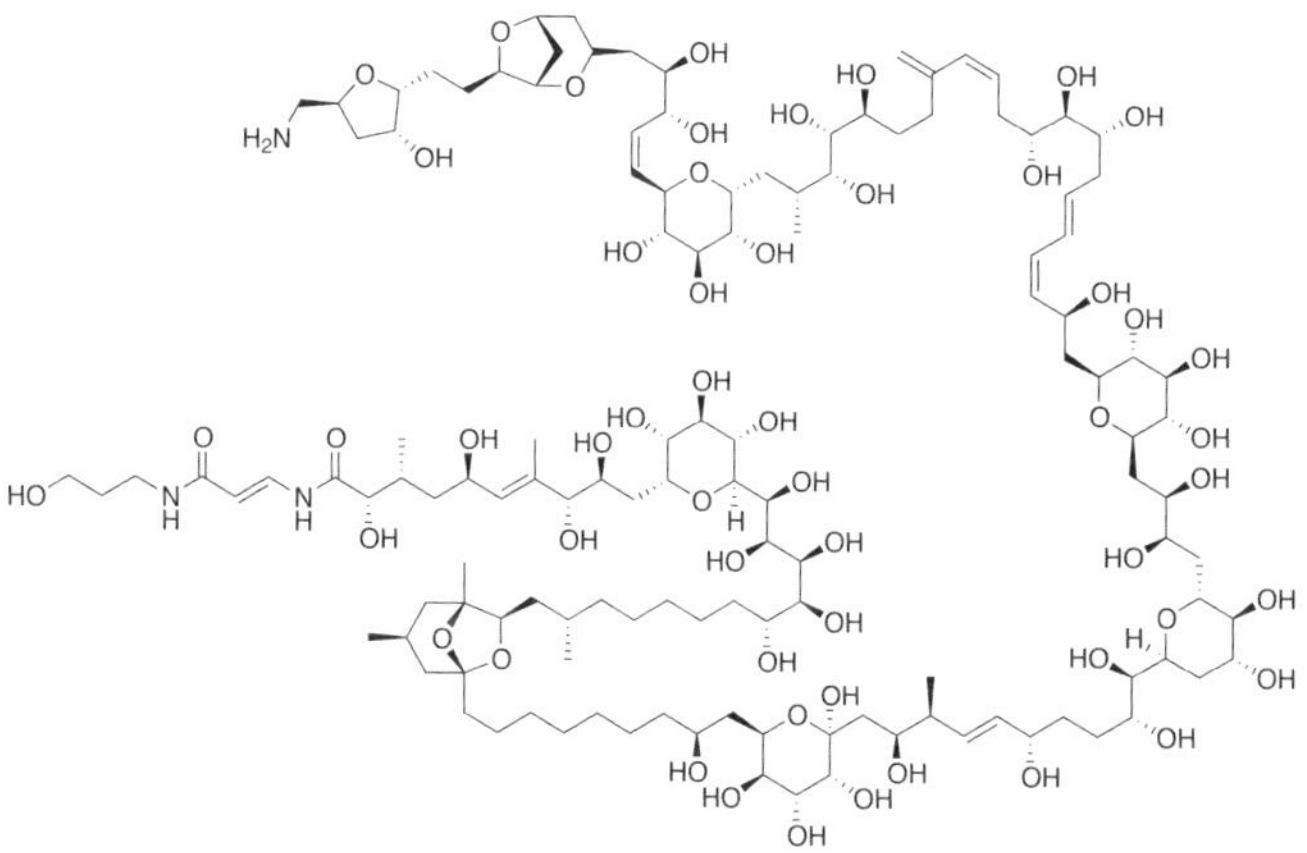

①パリトキシンを持つ魚

❶アオブダイ

体色が青く、額が突出した特徴的な魚です。多くの食中毒が発生し、摂食による死者も出ています。厚生労働省は、アオブダイを売ったり食べたりしないように呼び掛けています。現在市販されている物は養殖ものです。

❷ブダイ(イガミ)

アオブダイにくらべ地味な色をしています。一部地域で食用とされていますが、過去に食中毒が発生しています。

❸ソウシハギ

内臓に毒をもちます。沖縄では食用とされています。ウマヅラハギやカワハギに似ているので要注意です。

❹ ハコフグ

四角い体にフグのような口元を持つユーモラスな魚です。ハコフグはフグ科ではなくハコフグ科のため、テトロドトキシンではなく、パリトキシンを持ちます。また、体表にパフトキシンという毒を持ちます。長崎など一部の地域では食用ですが、調理するには調理師免許が必須です。

❺ ウミスズメ

ハコフグに似た魚。内臓に毒を保有するとされています。一部地域では味噌焼きにして食べています。食中毒は頻繁には起こりませんが、過去に死亡例もあるそうです。

●ハコフグ

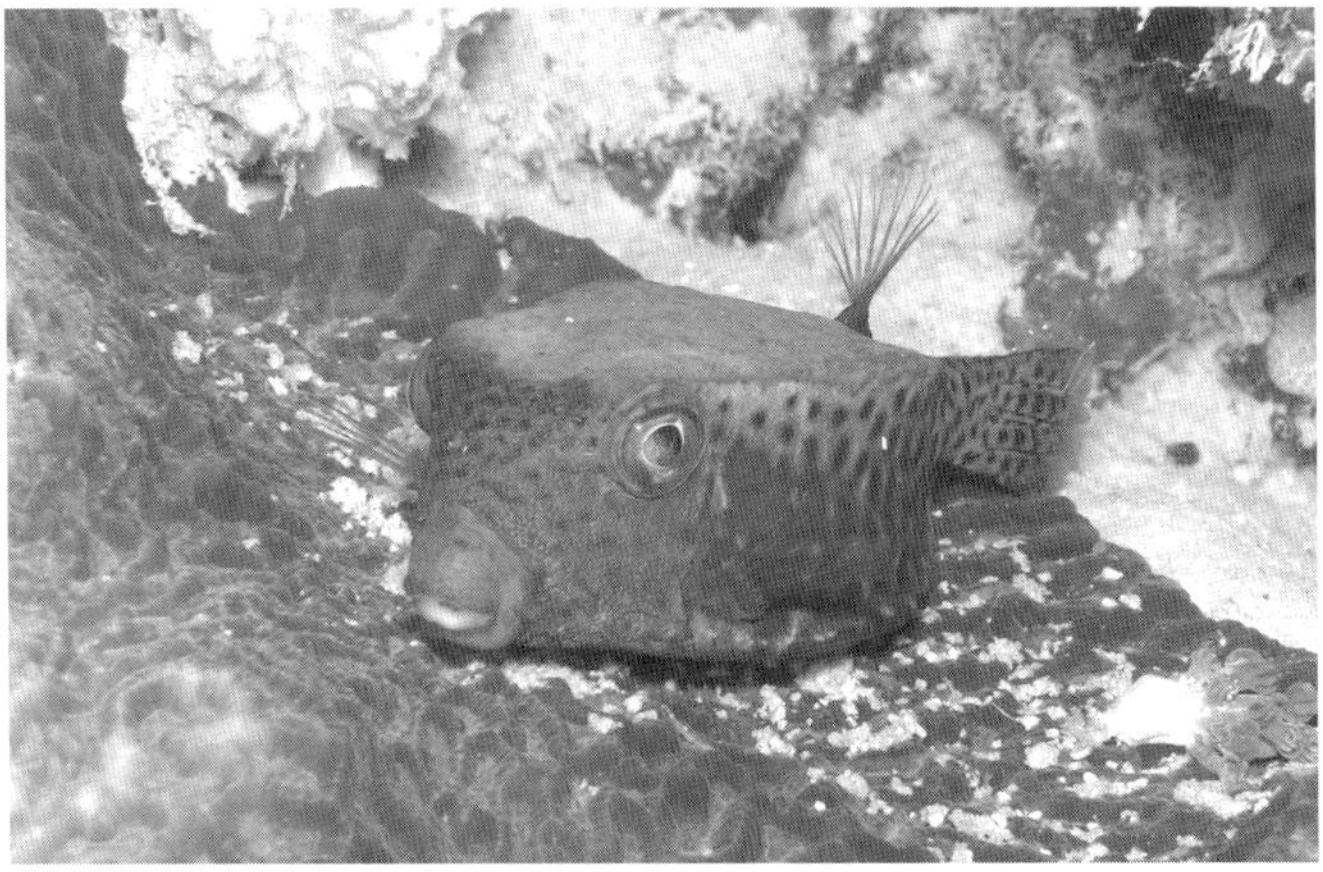

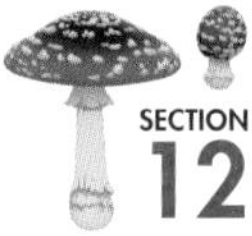

SECTION 12

刺されると危険な毒魚

魚の中には、身や内臓には毒が無く、したがって食べても問題が無いどころか、大変に美味しいのに、棘《とげ》や鰓《えら》ぶたなどに毒を持ち、刺されたら大変と言う魚がいます。本書の標題である「食卓の危険物」ではないですが、食卓に乗せる調理の段階で危険ですので、主な物だけ紹介しましょう。

① アカエイ

釣りで手に入ったり市販されたりしている刺毒魚の中で最も危険なのがアカエイで、尾に強大な毒棘をもちます。市販する時には毒棘を切ってあるので心配はありませんが、自分で釣ったときには注意が必要です。

棘の両側面には逆バリ状の鋸歯が並び、触れただけで皮膚は切れ、刺さると容易には抜けず、抜けても傷口が大きく割けて感染症のリスクを高めます。死んだ個体の毒棘も危険で、釣りあげて陸上に放置すると、他の人がこれを踏んだりして二次災害を引き起こします。本種に限らず食べない魚は、できるだけ生かして海に返してやりたいものです。

ⓘゴンズイ

ナマズに良く似た魚で、背ビレと胸ビレに鋭い毒棘をもち、刺されると激しい痛みに襲われます。うっかり踏むと長靴の底を破って刺すほどであり、刺されると漁師も寝込むと言われるほど傷むそう

●アカエイ

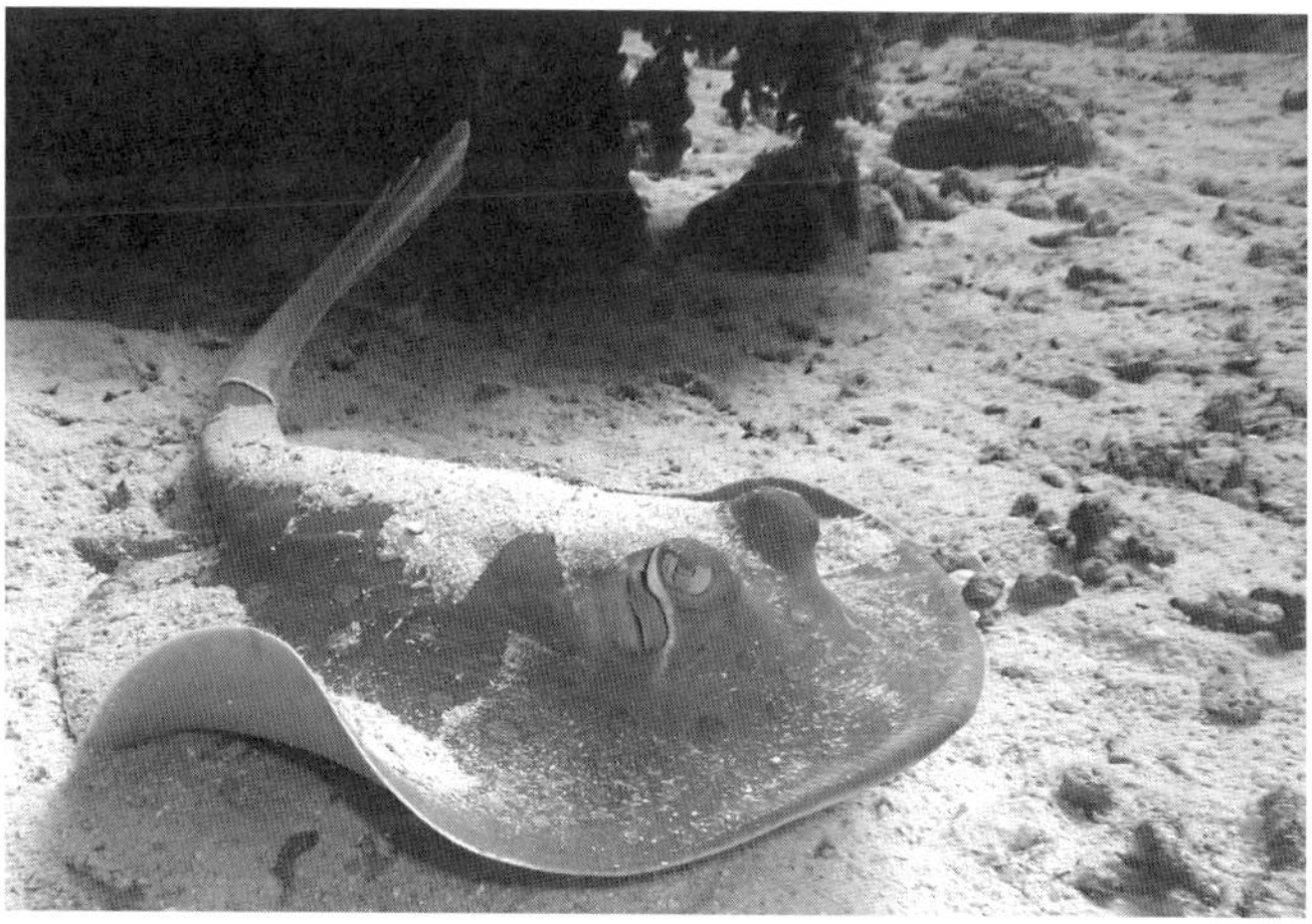

です。幼魚は「ゴンズイ玉」と呼ばれる濃密な群れをつくり、釣れることはほとんどありませんが、成魚は夜行性で単独行動をするので夜釣りでよく釣れます。煮物や味噌汁にすると美味しいと言います。

オニカサゴ

沖釣りで人気のオニカサゴは標準和名イズカサゴという別種です。オニカサゴはヒレの各棘条と頭部の棘に毒があります。から揚げにすると美味しいです。

ミノカサゴ

深く切れ込み美しく伸びた胸ビレと背ビレが特徴で、体には赤褐色の多数の横縞を持ちます。泳ぐ姿は優雅な貴婦人と言う感じですが、餌を取る時は目にもとまらぬ速さで獲物を丸呑みにします。ヒレの各棘条《きょくじょう》に強い毒があります。

ハオコゼ

体長10㎝ほどの小型で赤い魚で、陸からの小もの釣りにとって定番の外道です。背ビレや頭部の棘に毒を持ちます。毒を持つことは知られているのですが、釣れた時に、針を外そうとして指先を指されることがよくあります。

小さい魚ですから、毒量は大したことが無く、刺されても1時間もすれば痛みが引けますが、2回目は少し重症になりますから要注意です。

アイゴ

鯛のように平たい、灰色の魚です。大きくなれば50㎝ほどになり、磯釣りの対象魚です。草食性なので、餌はお菓子の外郎《ういろう》など、意外な物を使います。

各ヒレの棘の先端に毒がありますが関西ではバリ、バリコなどと呼ばれる人気の釣りものとなっています。煮ると、煮ている最中にクサイ匂いが台所に立ちこめますが、食べると美味しい魚です。

ⓘヒョウモンダコ

魚介類の中には棘でなく、唾液に毒を持つ物があります。この様な物に噛まれると、場合によっては命に係わることがあります。いわゆるウミヘビには爬虫類と魚類の二種がありますが、海爬虫類のウミヘビは強烈な毒を持ちます。しかし、魚類のウミヘビに毒はありません。また、凶暴そうな面相のウツボにも毒はありません。

最近、磯溜まりに現われて話題になっているのがヒョウモンダコです。このタコは体長10㎝ほどの小型ですが性質が荒く、怒ると体表に青い豹のような輪型の模様が現われることからヒョウモンダコと呼ばれます。熱帯性種と思われていますが、南日本で普通に繁殖する温帯種です。

唾液にフグ毒のテトロドトキシンをもち、咬まれると危険ですが、食べても危険です。目下の所、死亡例はありませんが、海外では近縁種による死亡例があります。ヒョウモンダコのほか、マダコやサメハダテナガダコも咬毒をもつことが知られています。

SECTION 13

危険な貝類

貝には終生毒を持つ種類と、一時的に毒を持つ種類があります。日本で一般に貝毒と言われるものは、貝が一時的に毒を持つ現象、あるいは一時的に毒を持った貝のことを言います。

牡蠣の貝毒はよく知られており、英語の月名のスペルに「r」が入っていない月の牡蠣を食べてはいけないと言うのは、この貝毒の事を言ったものです。

! 貝毒

貝が毒化、すなわち毒を持つ原因は、渦鞭毛藻など海水中の有毒プランクトンを捕食した貝がその毒を体内に蓄えることによります。

この毒素は加熱により無毒化することもなく、蓄積しても貝の食味が変化することはありません。貝毒による食中毒では、同じ地域で100人以上が死亡した例（浜名湖アサリ貝毒事件、1942〜1950年）もあります。

貝毒には下痢性貝毒、麻痺性貝毒、神経性貝毒、記憶喪失性貝毒の4種が知られています。日本では下痢性貝毒、麻痺性貝毒の発生例はありますが、他の二つの発生報告はありありません。

毒性をもつプランクトンは、水温の上がり始める4月ごろから5月ごろの期間に発生することが多いです。このため都道府県では、冬の終わりから海水中のプランクトンや貝の検査を行い、貝に含まれる毒の量を検査し安全を確かめています。毒量が基準値以上になった場合は出荷停止措置が執られます。この措置は、貝自身の代謝によって貝毒がなくなったことが確認されれば解除されます。

毒の「蓄積しやすさ」および「排泄（代謝）」の速度は貝の種類によって異なります。一般にホタテガイ、ムラサキイガイは比較的毒化が長期間続き、カキは短期間で終わります。

❶下痢性貝毒

原因となる貝は、ホタテガイ、ムラサキイガイ、アサリ、ウバガイ(ホッキ)などほとんどの二枚貝で起こります。毒成分はオカダ酸であり、貝の中腸腺に蓄積されます。中毒症状は激しい下痢、吐き気、嘔吐などを起こしますが致命的ではありません。

❷麻痺性貝毒

原因となる貝は、ホタテガイ、アサリ、カキ、ムラサキイガイ、ヒラオウギ、ヒオウギガイ、キンシバイ、貝以外でマボヤなどです。毒成分はサキシトキシンやテトロドトキシンで、蓄積部位は貝の種類によって異なります。中毒症状はフグ中毒に類似しており、最悪の場合、呼吸麻痺を起こして死に至ります。

❸神経性貝毒

原因となる貝は、カキ、タイラギなどで毒素はブレベトキシンです。中毒症状は口内の灼熱感、紅潮、運動失調などです。

❹記憶喪失性貝毒

原因となる貝は、ムラサキイガイなどで毒素はドウモイ酸です。中毒症状は消化器系の食中毒症状のほか脳細胞の異常興奮によって脳の一部である海馬領域が破壊され、最悪の場合には健忘症を起こして死に至ります。1987年11～12月、カナダ東岸で中毒例が報告されています。

ⓘ外傷による毒

食べることによって中毒になるのでなく、咬まれたり、刺されたりすることによって中毒になる貝もあります。

❶イモガイ

イモガイは貝殻が美しいことで知られるタカラガイの一種であり、毒成分はコノトキシンなどです。毒化原因は、渦鞭毛藻類の産出した毒を体内に蓄積したものです。

中毒はイモガイに刺されることによって発症します。症状は全身の麻痺で死亡例もあります。毒の強さから沖縄ではハブガイとも呼びます。イモガイの種類はたくさんあり、各種類によって毒成分が違います。この毒は鎮痛剤など、いろいろの医療効果が期待されることから、現在盛んに研究されています。アメリカでは既に鎮痛剤として認可された物もあります。

❷巻貝（ツブ）

原因となる貝はエゾバイ科の巻貝（ツブ）ヒメエゾボラガイやエゾボラモドキなどで、毒成分は唾液腺に含まれるテトラミンです。刺されると視覚異常やめまい等が起こります。

●イモガイ

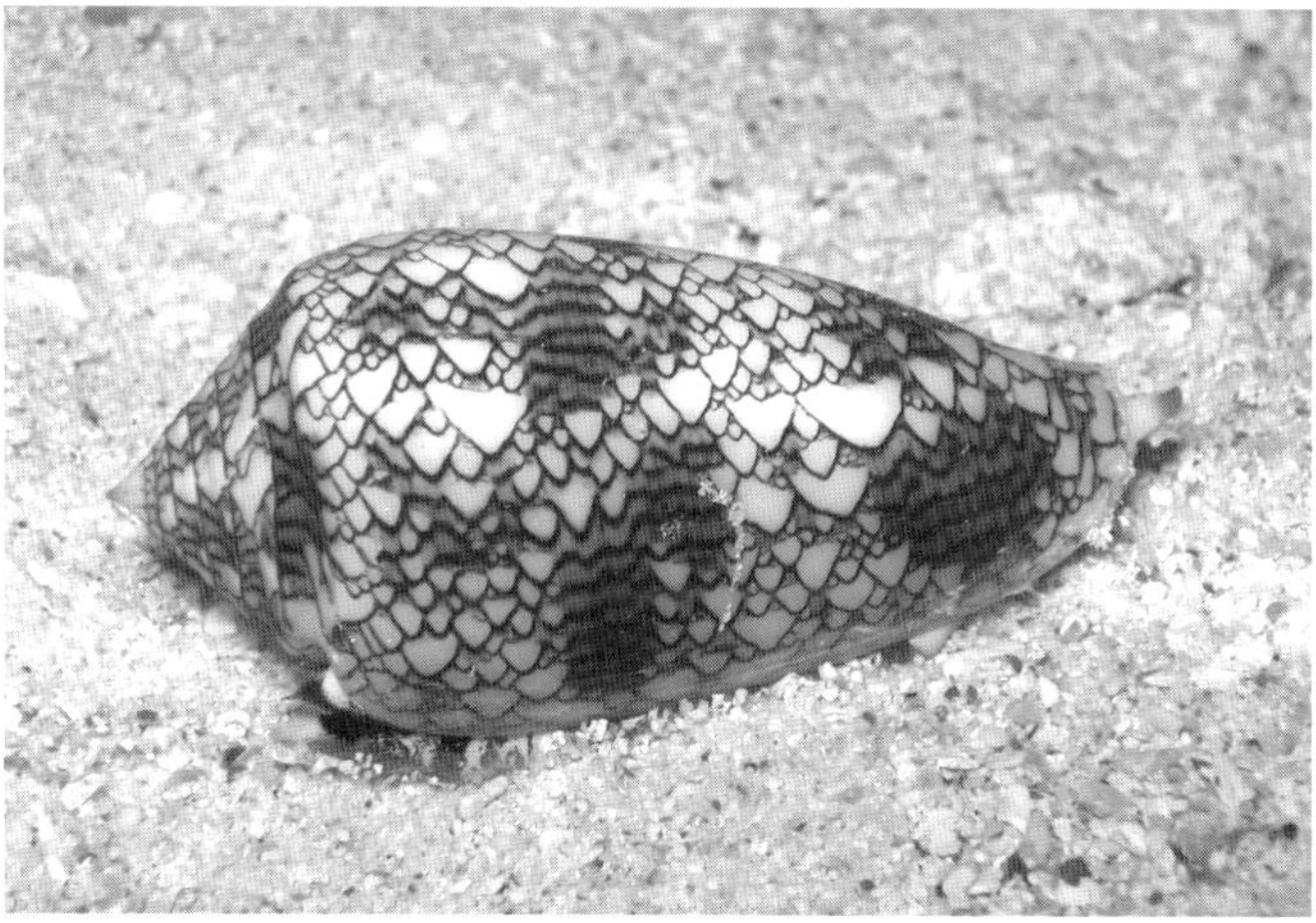

❸貝以外の生物の貝毒

毒化した二枚貝を多く捕食するヤシガニやケガニの近縁種のトゲクリガニなどが毒化する例が報告されています。貝毒発生水域で捕獲される個体は、肝膵臓部（カニミソ部）に有毒成分が蓄積されていることがあります。

●ヤシガニ

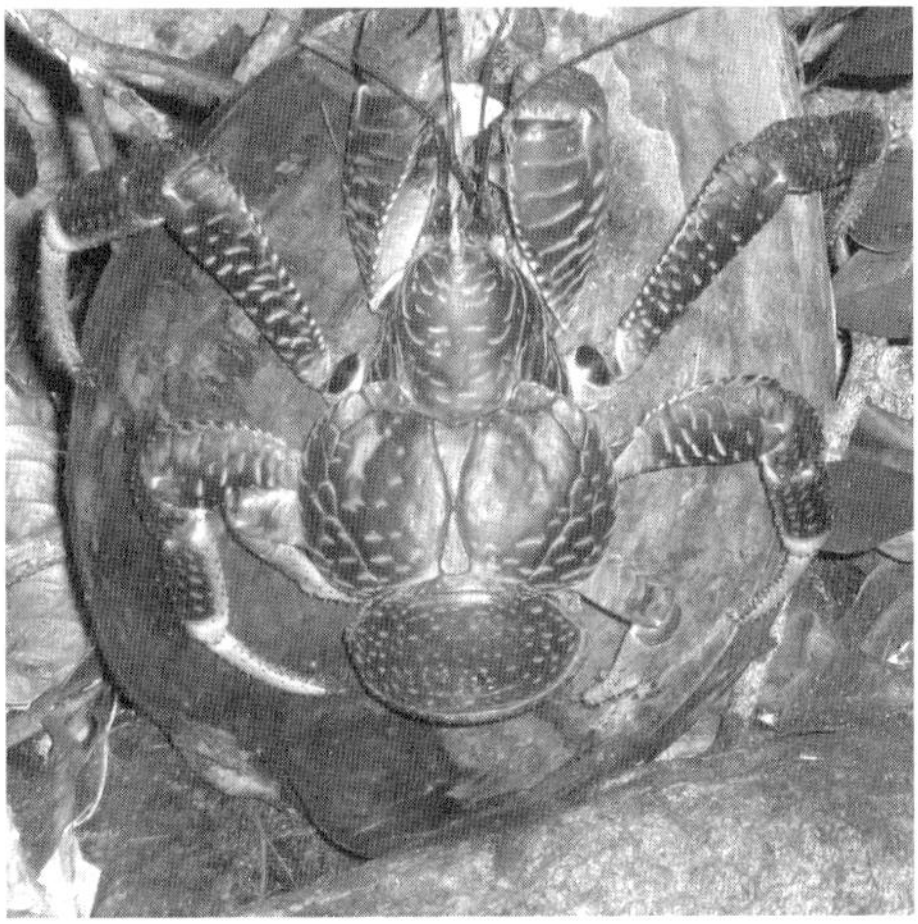

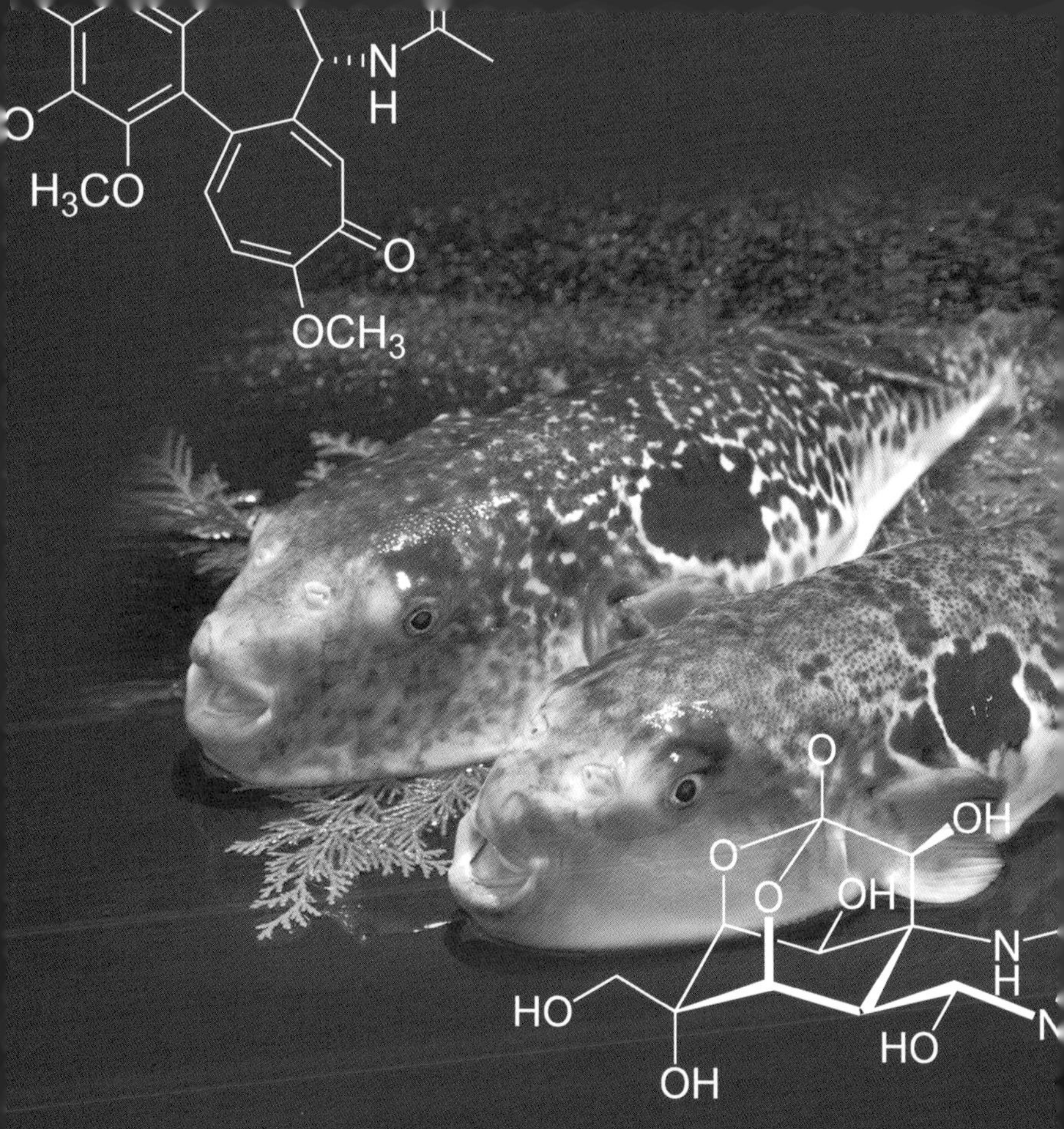

Chapter.5
危険な病原菌

SECTION 14

発酵と腐敗

これまでに毒成分を含む食物、生物をいろいろと見てきました。毒物を含む食物がたくさんある事、それらを食べたらどのようなことになるかがわかりました。それでは毒物を含まない食物なら何を食べても大丈夫なのでしょうか？

食物はそれほど簡単ではありません。自然界にある時には毒物を含まなかった食物が、人間の手に渡ってから毒物を含むようになることもあるのです。

それが腐敗であり、腐敗による食中毒です。毎年何万人の人が食中毒にかかって苦しむ事でしょう。そして毎年、何人かの人が食中毒で命を失っているのです。腐敗による食中毒とはどのようなものなのでしょうか？

(!) 食中毒

料理は生き物と同じです。時間と共に変化します。可能なら、できたてのうちに食べるのが良いのでしょうが、そうもいかないこともあります。作り置きをしておきたい料理もあります。また、今晩余った料理を翌日また食べたいということもあります。

料理によっては、カレーのように数日保存、場合によっては漬物や馴れ寿司のように、数カ月間保存すること自体が料理と言うようなものもあります。このような場合に問題になるのが、変質、特に腐敗です。

腐敗は、病原菌が繁殖することによって起こります。多くの腐敗現象は匂いや味の変化を伴いますから、注意すれば予防することはできます。しかし、中にはそのような変化の無いものもあります。食品を安全に保存し、安全に食べるにはどのようにしたら良いのでしょうか。

梅雨時になると心配になるのは食中毒です。しかし、食中毒と言うのは、梅雨時に限らず、年中起こっています。中毒という言葉は、中国語の〝毒に中(あた)る〟から来たと言います。

一般に中毒と言う場合には、「①細菌性食中毒」「②ウイルス性食中毒」「③化学性食中毒」「④自然食中毒」「⑤寄生虫性食中毒」などがあります。このうち、③化学性食中毒はヒ素のような毒物による中毒、④自然食中毒はキノコやフグなどの自然食品による中毒であり、先の章で見た通りです。また、⑤寄生虫食中毒は日本住血吸虫のような寄生虫による食中毒を指します。

本章ではこのうち、①と②、すなわち細菌とウイルスの関係した食中毒について見ていくことにしましょう。

! 発酵・腐敗・熟成の違いってなに？

食中毒と聞くと連想するのは食品の腐敗です。食中毒は腐敗した食品を食べるから起こると連想します。それでは腐敗とはどのような現象なのでしょう？

腐敗とは、食物がいわゆるバイキンに侵されて有害な物質に変わることです。しかし一般に言うバイキンには実は二種類があります。一種類は「微生物」ですが、もう一種類は生物ではなく、「物体」です。

食物が「微生物」の作用によって他の物質に変化する現象は一般的な現象であり、腐敗に限りません。例えば、グルコース（ブドウ糖）がエタノール（アルコール）に変化するアルコール発酵はこのような現象の一つです。味噌、醤油、ヨーグルトの作製など、同じような例はいくらでもあります。しかしこれらは発酵と呼ばれ、腐敗とは言われません。

発酵と腐敗は微生物の側から見たら同じ現象です。人間が自分の都合に合わせて名前を変えているだけです。人間にとって有用なものを発酵、有害なものを腐敗と言うのです。それでは最近よく言う「熟成肉」等の熟成は何なのでしょう？　熟成も食品が変化する現象ですが、これは細菌の働きによるものではありません。肉の中にもともと存在する酵素によってタンパク質が分解して、旨みの素であるアミノ酸に変化することです。

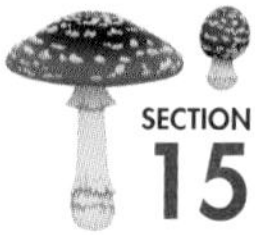

SECTION 15

バイキンとは?

バイキンで汚された食品を食べると食中毒になると言われます。それではバイキンとはなんでしょう。

食中毒を起こすバイキンは二種類に分けることができます。細菌とウイルスです。この二種は同じようなものと考えられることが多いようですが、実は全く違います。細菌は「生物」ですがウイルスは「物体」、つまり生命の無い物質なのです。

! 細菌とウイルス

細菌もウイルスも核酸、つまりＤＮＡやＲＮＡを持って形質を遺伝子、自己増殖します。しかし、違いが次の三つあります。

①大きさの違い。ウイルスは細菌の1／100程度の大きさしかありません
②細胞膜の有無。細菌は細胞膜を持っていますが、ウイルスは持ちません
③栄養分の摂取。細菌は自分で栄養を摂りますが、ウイルスは摂りません

②は、ウイルスは細胞構造を持たないということを意味します。現代生物学では、生物の条件は細胞構造を持つことになっています。細胞構造、つまり細胞膜を持たない物は生物と認めないのです。それくらい細胞膜というのは生命体にとって重要な物なのです。だから、ウイルスは生き物ではなく、物体、すなわち、「自己増殖する毒素」なのです。

③は、ウイルスは宿主の栄養を奪わなければ生育できないということを意味します。つまり、ウイルスは「生きた生物」の体内に居ないと増殖できないのです。食品は「生きた生物」ではありません。

したがってウイルスは食品の中では、存続は出来ても増殖はできません。それに対して細菌は食品の中で増殖できます。これは大きな違いです。

ⓘ細菌とウイルスの種類

食中毒を起こすもの、つまり細菌とウイルスはいくつかの種類があります。主なものをまとめました。

細菌は三つの種類に分けることができます。

①**細菌自体が中毒の原因になるもの（感染型）と、細菌が出す毒素が原因になるもの（毒素型）**

そして毒素型には更に二種類があります。

②**細菌が食品中で繁殖して毒素を出すもの**

③**人間の体内に入ってから毒素を出すもの（生体内毒素型）**

主なものを見てみましょう。

❶バイキン自体が害になるもの

サルモネラ菌や腸炎ビブリオ菌がこの種類です。これはバイキン自体が有害です。

腐敗に関与するバイキンは自分の体内で酵素を作り、その酵素によって食品を腐敗させます。このようなバイキンによる腐敗を防止するにはバイキンを殺す、すなわち殺菌剤や加熱によってバイキンを殺せば良いことになります。

問題なのはバイキンが酵素を体外、すなわち、食品中に放出してしまった場合です。この場合には殺菌剤を用いても後の祭りです。殺菌剤でバイキンを殺すことはできても、酵素は生き物ではないので殺菌剤の影響をうけません。

しかし、酵素はタンパク質です。タンパク質は加熱によって変性し、機能を失います。つまり加熱をすれば良いことになります。

❷ バイキンが出す毒素が害になるもの

ブドウ球菌やボツリヌス菌がこの種類です。細菌が出す毒はタンパク質の一種ですから、生卵と同じように、加熱すれば変性して無毒になります。しかし、そのためには毒素に「十分な熱」が届いていなければなりません。料理で使う熱は決して高くはありませんし、食品の内部は意外と低温のままの事があります。また、ブドウ球菌の毒素のように100℃で30分の加熱でも変化しない毒素もあります。危ないと思った食品には手を出さないことです。

厄介なのはボツリヌス菌のように芽胞を作るものです。ボツリヌス菌の出す毒素は猛毒ですが、タンパク毒ですから加熱すれば失活して無毒になります。すなわち、80℃で30分、100℃なら数分で無毒になります。

しかし、ボツリヌス菌自体は熱に強く、増殖力を失わせるためには100℃で6時間の加熱が必要とされます。その上この菌は芽胞という休眠状態をとることがあります。こうなったら更に高温に強くなり、120℃で4分以上加熱しなければ失活しません。これは料理の温度で失活させることは不可能と言うことを意味します。

ボツリヌス菌は嫌気性ですから、缶詰や漬物容器など、空気の無い所で増殖します。その一方、蜂蜜の中に居ることも多く、そのため乳幼児には蜂蜜を与えないようにとの注意が出ています。

❸体内に入ってから毒素を出す

病原性大腸菌がこの種類になります。人間の体内、すなわち消化管に入ってから毒素を出すバイキンです。このようなバイキンの出した毒素を分解除去するのは困難です。予防は、バイキンが体内に入らないようにすることです。つまり、感染型細菌に対する防御策と同じことになります。よく知られた細菌の性質を見てみましょう。

・サルモネラ菌

動物の腸内を始め、下水、河川等自然界の至る所に存在します。人間の腸内で増殖すると食中毒症状を起こします。鶏卵に付着していることがあるので注意が必要です。

・腸炎ビブリオ菌

別名「海洋細菌」と呼ばれる通り、海水中に多い細菌です。そのため、魚介類、とくに刺身の食中毒の原因になります。サルモネラ菌と並んで食中毒の例が多い細菌です。

・カンピロバクター

牛、豚、鶏などの腸管に生息する細菌です。熱、乾燥には弱いですが、10℃以下では長期間生存します。冷蔵庫内などでの生肉と他の食品の接触は避けるべきです。

・ブドウ球菌

人間の皮膚、粘膜、傷口などに普通に存在しています。食品に付着して増殖を始めるとエンテロトキシンという毒素を生産します。この毒素は丈夫であり、100℃で30分の加熱でも毒性は失われません。予防には感染を避けるしかありません。

・**病原大腸菌**

大腸菌は人間の腸管にも生息する細菌ですが、ある種の大腸菌は人間の体内で毒素を生産し、食中毒を起こします。O－157が有名です。

ⓘウイルスによる害

●バイキンの種類

種類		病因物質	感染源	原因となった食品等
細菌	感染型	サルモネラ菌	畜肉、鶏肉、鶏卵	卵加工品、食肉など
		腸炎ビブリオ菌	生鮮魚介類	刺身、すし、弁当など
		毒素型	豚肉、鶏肉	鶏肉、飲料水など
	毒素型	ブドウ球菌	指先の化膿	シュークリーム、おにぎりなど
		ボツリヌス菌	土壌、動物の腸管、魚介類	－
	生体内毒素型	病原大腸菌	人・動物の腸管	飲料水、サラダなど
ウイルス		ノロウイルスなど		貝類
		B型肝炎ウイルス		－
		E型肝炎ウイルス		－

ウイルスには、ノロウイルスやB型肝炎ウイルス、E型肝炎ウイルスなどがありますが、最近のウイルス性食中毒の90％はノロウイルスによるものです。

食中毒は梅雨時に限らず、年中起こりますが、冬季に起こる食中毒の90％はウイルス、それもノロウイルスによるものと言われます。ノロウイルスは1968年、アメリカ、オハイオ州ノーウォークの小学校で発生した集団食中毒で発見されたので地名にちなんでこのように命名されました。

ウイルスは宿主が無ければ増殖できません。ノロウイルスは人間や牛の腸の中で増殖します。ノロウイルスは糞便に混じって排出され、感染します。糞便が海水に排出されると、二枚貝の中に入ります。ここで増殖することはありませんが、貝によって濃縮され、それを食べた人間の体内に入って増殖します。

ノロウイルスは熱に強く、不十分な加熱では破壊されません。酸にも強いので、酢酸処理、つまり「酢の物」にしても破壊されません。しかも、自覚症状の無い人の腸の中にいることもあります。

有効な予防法は手を洗うことです。幸いなことにノロウイルスの中毒は37～38℃程度の発熱で、2～3日程度で回復することが多いです。

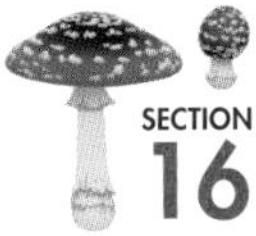

SECTION 16

食中毒の防止

食品をバイキンの汚染から守るためには、どのようなことに注意すれば良いのでしょうか。

(!) 清潔

最も簡単で基礎的で、しかも非常に有効な手段が清潔を保つと言うことです。

❶ 身体の清潔

料理に携わる人が体を清潔にし、事あるごとに手を洗うと言うのは非常に大切な事です。特にブドウ球菌は人間の皮膚や粘膜、特に傷口に存在します。傷ついた手で調理するのは危険です。このような場合にはゴム手袋をするなどの注意が必要です。

❷ 調理器具の清潔

調理器具を清潔に保つのも重要です。危険なのはまな板です。まな板には包丁で切られた深い窪みが残ります。ここはバイキンの絶好の棲家です。洗ったくらいでは取り除くことはできません。時折、中性洗剤で良く洗う、熱湯をかけて熱処理をする、天日に干して紫外線消毒をすることなどが重要です。

魚介類を調理した包丁には腸炎ビブリオ菌やノロウイルスが着いている可能性があります。そのような包丁で生野菜を切ってサラダにしたのでは危険です。包丁はこまめに洗うことが大切です。

布巾や、シンクの三角コーナーはバイキンの天国です。銅には殺菌作用があるので銅製の三角コーナーを使えばヌルヌルは出にくくなるでしょう。しかし重要なのは、三角コーナーにゴミを溜めず、常に清潔を保つということです。

ⓘ 殺菌の程度

食品の保存や食中毒の予防には、バイキンの全く無い状態にすればよいのですが、それは不可能です。そこで、バイキンを除く言葉にも「殺菌」や「消毒」だけでなく、いろいろの種類が表れることになります。うっかり聴くと違いがわからなくなります。ここでそのような言葉を整理してみましょう。程度の強い言葉からみていきます。

❶滅菌《めっきん》

滅菌の「滅」は全滅の「滅」であり、滅菌は菌を根絶やしにすることです。日本薬局方では、微生物の生存する確率が1／100万になることと定義してあります。

しかし、この条件を満たすことは、食材や人の手や体に対しては不可能なことです。つまり、滅菌操作の対象になるのは医療用器具などです。

❷殺菌

字の通り菌を殺すことですが、「どの程度」殺すかの指定はありません。したがって、滅菌と違って、効果のほどは不確かです。この言葉は医薬品などで使われるもので、洗剤や漂白剤などに使うことはできません。

❸ 消毒

菌の感染力、毒性を失わせることを言います。つまり、必ずしも菌を殺す、あるいは除去しなくても良いということです。もちろん、菌を殺したり、除いても結構ですが、適当な消毒薬を用いて菌を無力化することも消毒の一部と考えられます。

❹ 除菌

菌を除く、要するに、単位体積当たりの菌の個数を減らすことです。殺菌も一つの方法ですし、菌を広い空間に拡散させても除菌ということになりそうです。

❺ 抗菌

文字と意味が一致しない嫌いはありますが、抗菌は菌の繁殖力を防止することを言います。ただし、カビ、ヌメリなどは抗菌の対象にはなっていません。

❻ 減菌《げんきん》

菌の量を減らすことであり除菌とほぼ同じ内容です。一般に器具に対して使います。

ⓘ殺菌の方法

バイキンによる食品汚染を防ぐ最強の方法はバイキンを殺してしまう、つまり殺菌です。殺菌にはいろいろの手段があります。

❶加熱殺菌

一般家庭において、バイキンの繁殖を抑え、食品を腐敗から守る一番の手立ては加熱することです。

細菌もウイルスも物質として見れば有機物です。細菌は生命体ですから、熱に弱いことは自明です。ウイルスは物体ですが、その表面はタンパク質で覆われており、タンパク質は熱変性します。ということで、加熱殺菌は細菌に対してもウイルスに対しても非常に有効です。

熱の伝導には輻射、伝導、対流がありますが、殺菌に特に有効なのは伝導熱です。伝導熱を働かせるためには、水による伝導、すなわち、水分存在下での加熱が有効です。その意味では、飲料水の殺菌のための煮沸消毒は非常に有効な方法と言うことになります。また、食品に熱湯をかける調理法、例えば鯛の刺身の「霜降り」などは味覚の面だけでなく、殺菌の面からも理に適った料理法と言えるでしょう。

加熱の温度は高いほど有効です。家庭の加熱器で高温にすることのできるのは圧力鍋です。内部の温度は100℃を超えます。殺菌には好都合です。

❷ 低温・冷凍殺菌

加熱殺菌法の反対が冷却・冷凍殺菌です。しかし、残念ながら冷却で殺菌することはできません。液体窒素温度(沸点マイナス196℃)ならともかく、キッチンで使えるような低温で殺菌はできません。

冷凍で可能なのは菌の活動、すなわち増殖を抑えることだけです。菌は冷凍状態で死滅することはありません。不幸な環境にジッと耐えているだけです。

それだけに、冷凍が解凍されて通常環境に戻ったら「わが世の春」状態です。冷凍状態にあった食品の内部には、水が凍って大きな結晶ができています。その氷に押されて細胞膜が破れ、細胞液があふれ出ています。菌にとっては「花見に団子」状態です。解凍状態の食品は細菌に汚染される可能性が非常に高い状態と言えます。万全の注意を払って直ちに料理する必要があります。

冷凍によって打撃を受けるのは、寄生虫です。以前は鮭の刺身と言えば、凍らしたまま刺身状に切ったルイベに限られていました。これは寄生虫を殺すためです。最近では養殖鮭が出回り、そのおかげで鮭も普通の刺身が一般的になりました。また、イカも刺身で食べる場合には24時間以上の冷凍が奨められています。

しかし、寄生虫は冷凍で参るものばかりではありません。鹿のルイベで寄生虫中毒に掛かった例もあります。注意が必要です。

❸乾燥殺菌

生物の生存のためには水分が必要です。したがって食品から水分を除く、すなわち、乾燥したらバイキンは生存できないはずです。しかし、細菌は丈夫です。通常の乾燥状態では、なかなか死滅しません。おとなしくしているだけです。水分が戻ったら、元の活動状態に戻ります。フリーズドライでも同じことです。

❹紫外線殺菌

日本で昔から利用されている食品保存技術は、太陽光に晒す「天日干し」です。天日干しには二通りの意味があります。一つは乾燥効果です。そしてもう一つが紫外線による殺菌効果です。太陽光には紫外線が含まれ、紫外線は高いエネルギーを持っています。日焼けの効果で見る通りです。つまり紫外線には細菌を殺すのに十分な力があります。

紫外線が食品に与える効果は殺菌だけではありません。漂白効果や栄養価を増幅する作用もあります。シイタケは紫外線によってビタミンDが増えることが知られています。

①調味料による殺菌

調味料は食物に味を加えるだけではありません。殺菌の効果も持っています。

❶塩漬け

最も一般的なのは塩を用いた方法、すなわち塩蔵、塩漬けです。野菜、キノコ、魚、肉、など、ほとんどの食材が塩漬けの対象になります。

細胞を塩漬けにすると浸透圧の関係で細胞内の水分が外に出て、細胞内は水分不足の状態になります。これは細菌も同様です。このようなことから、塩漬けは殺菌効果を持つことがわかります。

また、メカニズムは不明ですが、塩蔵によって毒性物質が分解変質して無毒になることもあります。能登半島で食べられる猛毒のトラフグの卵巣の糠漬けは典型的な例です。これは卵巣を1年間ほど塩漬けにし、その後、水に漬けて塩出しをした後、更に1年ほど糠《ぬか》に漬けると言います。この間に猛毒のテトロドトキシンが分解されるのですが、その反応機構は明らかになっていません。ある種の毒性キノコも塩漬けにすることによって食べられるようになるようです。

醤油漬け、味噌漬け、糠漬けなどの防腐作用も塩蔵の一種とみることができます。

❷ 砂糖漬け

果実は砂糖漬けで保存します。砂糖漬けの化学的効果は塩漬けの場合と同じに考えて良いでしょう。すなわち脱水効果です。

ジャムも砂糖漬けの一種と考えることができます。佃煮は醤油と飴による防腐効果を用いた物と考えることができます。高温で煮る時の加熱による殺菌、醤油の塩分と飴による脱水作用に基づく腐敗防止の相乗作用です。

❸ 酢漬け

酢酸などの酸には殺菌作用があります。この効果を利用したのが野菜のピクルス、ニシンの酢漬けなどです。弁当に梅干しを入れると中毒しないなどと言われるのも梅干しに含まれるクエン酸の殺菌作用によるものです。

❹ 酒漬け

アルコール（エタノール）にも殺菌作用があります。注射の前に腕を拭く脱脂綿には消毒のためのエタノールが浸みこませてあります。ヘビ酒として焼酎漬けになったマムシやハブはいつまでも腐ることがありません。これもアルコールの防腐作用のおかげです。

毒蛇の毒がお酒に溶け出しているから、ヘビ酒を飲むのは危険ではと思うかもしれませんが、ヘビ毒はタンパク毒です。タンパク質はエタノールにあうと変性して無毒になります。

❺ 油漬け

オイルサーディンのように、油で漬けた保存食もあります。油漬けは食品が外気に触れることを妨げますから、食品の酸化による品質劣化を避けることはできます。しかし、油に殺菌作用はありません。したがって、油漬けにして保存しようと言う場合には、あらかじめ食品をよく殺菌して無菌の状態にしておかなければなりません。

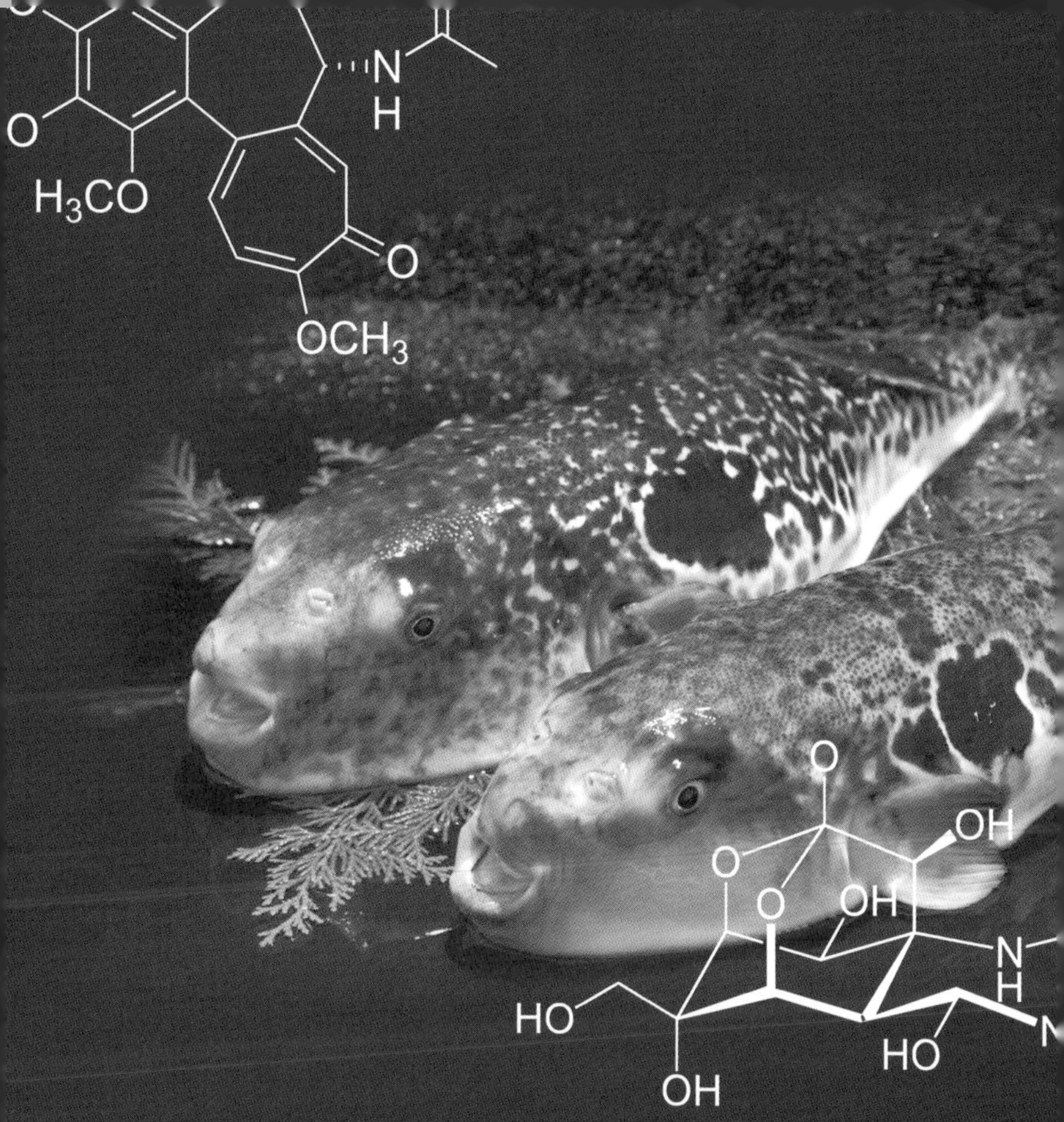

Chapter.6 危険な食品添加物

SECTION 17

殺菌・保存剤、品質保持剤

現在市販されている食品のうち、生鮮食品以外のほとんど全ての食品には、本来は食品とは呼ばれない各種の物品、化学薬品が加えられています。その様な物を一括して食品添加物と呼びます。

食品に加えることのできる添加物の種類とその使用量の上限は法令によって定められていますので、それが守られていれば安全と考えて良いのだろうと思われます。

しかし、それでも不安を覚える方はおられますし、輸入食品の場合には日本で認められていない添加物が加えられていることがあり、また、その量も日本での上限量を超えている場合があるようです。

本章ではそのような食品添加物について見てみることにしましょう。

ⓘ食品添加物の種類

食品添加物には合成化学物質と天然物由来のものとがあります。食品添加物を加える目的には、味の向上、外観の向上、保存期間の延長など種々の目的があり、種々の物質が使われています。

❶製造段階で入るもの

消費者により喜ばれる製品にするために加えるものです。

・調味料………人工甘味料、クエン酸、酢酸、うま味調味料など。
・膨張剤………製パンなどで天然酵母の代わりに用います。
・増粘剤………ソーセージなどで滑らかな口当たりのために加えます。
・乳化剤………水と油のように混じらない物を混ぜるために加えます。
・人口甘味料…甘味を加えるために用います。
・人工香料……香りを加えるために用います。

❷流通経路の関係で入るもの

流通の途中でトラブルが起きないように加えるものです。

・殺菌剤………食品中の細菌を殺し、食品の腐敗を防ぎます。
・保存料………細菌の増殖を防止し、食品の腐敗を防止します。
・酸化防止剤…食品が酸化され品質が劣化するのを防ぎます。
・乾燥剤………食品が吸湿して品質が落ちることの無いように加えます。
・防カビ剤……カビが生えるのを防ぎます。

❸その他の目的で入るもの

食品に付加価値をつけるものです

・漂白剤………天然の色を消し、より白くします。
・着色剤………食品に色を付け、食欲と購買欲を刺激します。
・発色剤………食品が持っている色をより強く発色させます。
・栄養強化剤…カルシウム、ビタミンなどです。

ⓘ殺菌剤

細菌を殺す目的で使う物で、作用の強いものです。

・次亜塩素酸ナトリウムNaClO

上水道の殺菌に使われるサラシコの有効成分です。分解して、殺菌効果のある塩素ガスCl_2を発生します。

・過酸化水素H_2O_2

消毒薬のオキシフル、あるいはオキシドールの有効成分です。分解すると水と酸素になりますが、この酸素が細菌を攻撃して酸化殺菌します。

・オゾン水O_3

期待のオゾンを吸収させた水です。オゾンは分解すると酸素となります。効果は過酸化水素と同じです。

❗防腐剤

防腐剤は、食品などに細菌が繁殖して腐敗することを防ぐ目的の薬剤であり、保存料とも呼ばれます。そのため、細菌の侵入・発育・増殖を妨げるもので、殺菌作用はありません。殺菌剤よりは効果が低いです。

・しらこタンパク抽出物

サケの精巣（しらこ）の中にあるプロタミンやヒストンという特殊なタンパク質を取り出したものです。微生物が増えることによって生じるネバネバの発生を遅くする効果があります。かまぼこなどに用いられます。

・ポリリジン

放線菌という細菌の一種の培養液から得られます。成分は、必須アミノ酸の一種であるL－リジンが鎖状に繋がったものです。ほとんどの細菌、酵母に対して有効です。デンプン系の食品に用いられます。

・安息香酸

本来は天然物ですが、一般に用いられるのは合成品です。各種の微生物に対して増殖を抑制する効果があります。各種食品、飲料水、酒類に広く用いられます。許容量は食品によって異なりますが、概ね食品1kg当たり1～3g程度の混入が認められています。

・パラオキシ安息香酸エチル

安息香酸の誘導体です。食品1kg当たり0・01～0・25g程度の混入が認められています。化粧品などにも含まれています。

・ソルビン酸

天然物ですが、一般には合成品が用いられます。抗菌力は強くないですが、カビ、酵母、細菌などに幅広い効き方をします。チーズ、肉、魚肉製品、漬物などに用いられます。食品1kg当たり1～3g程度の混入が認められています。

・プロピオン酸

微生物の代謝産物であり、みそ、しょう油、ワインなどの発酵食品に含まれています。カビや芽胞菌(耐熱性の芽胞を作る細菌)の発育を阻止します。チーズ、パン、洋菓子などに用いられます。食品1kg当たり2・5〜3g程度の混入が認められています。

ⓘ防腐剤の危険性

エゴノキの樹皮に傷をつけると樹脂が分泌されます。これを乾燥したものを安息香《あんそくこう》と言い、それに含まれる酸を安息香酸と言いますが、特別の香りはありません。安息香酸にOH原子団(ヒドロキシ基)の着いたものが、サリチル酸やパラオキシ安息香酸です。

サリチル酸は魚の目取りなどに用いられる薬剤であり、それから誘導されるアセチルサリチル酸(アスピリン)は解熱鎮痛剤としてあまりに有名です。また、サリチル酸メチル(サロメチール)は筋肉消炎剤としてこれまた非常に有名です。

全ての薬は大量に摂れば毒になります。ですから、防腐剤も、量によっては人体に影響がないということはありえないでしょう。問題は、食品添加物として摂取する量が、人体に影響の出る量かどうかということです。

❶酸化防止剤

食品が長期間空気に触れると、空気中の酸素によって酸化され、外見や味が劣化し、保存性が悪くなります。それを防止するために加えられるのが酸化防止剤です。

・脱酸素剤

食品の酸化を防ぐには食物と酸素の接触を絶てばよいのです。そのためには食物を気密容器に入れて、酸素の混入を遮断すればよいことになります。

そのような考えで開発されたのが脱酸素剤であり、お菓子の包装などの中に入っている、乾燥剤に似た小袋入りの顆粒です。主成分は鉄Feであり、Feが酸素と結合して酸化鉄Fe_2O_3になりやすいことを利用したものです。

・酸化防止剤

一般に言う酸化防止剤は、食品そのものに混入し、消費者の口に入る物のことを言います。このような酸化防止剤としてよく用いられるのがビタミンCです。

ビタミンCは、空気中の酸素と反応するとより安定な化合物に変化します。この反応は、高エネルギーなビタミンCが安定で低エネルギーな物質に変化する反応なので、川の水が高所から低所に流れるように大変に進行しやすい反応です。

すなわち、ビタミンCは、周りに酸素があると素早くそれと反応するのです。つまりビタミンCは、周りの酸素をいち早く捕まえてしまい、結果的に酸素が食品と反応することを妨げるのです。

❗乾燥剤

焼き海苔や煎餅など、湿気にあってはせっかくの風味が台無しになるものがあります。このようなものを湿気から守るのが乾燥剤です。乾燥剤の種類は次のようなものがあります。

・生石灰

昔から乾燥剤としてよく用いられています。生石灰CaOは水と反応して消石灰$Ca(OH)_2$になります。ということは、周囲から水を奪うことになるので乾燥剤の役目になるのです。

・シリカゲル

最近よく用いられるのはシリカゲルです。これは砂の成分と同じ二酸化ケイ素SiO_2の固体です。砂と違って表面が多孔質になっているので、表面積が非常に大きく、1g当たり700㎡に達するといいます。この表面に水分子が吸着するので乾燥効果が出るのです。

シリカゲルは無色ですが、青いシリカゲルもあります。これは塩化コバルト$CoCl_2$を混ぜてあるからです。$CoCl_2$は乾燥している時には青色ですが、水を吸うと赤くなるので、シリカゲルの乾燥剤としての効力を見ることができます。吸水したシリカゲルを加熱すると水を放出し、再び吸水能力が復活します。このときには塩化コバルトも水を放出して赤から再び青に戻ります。

・活性炭

活性炭も表面積が大きく、吸水作用があります。しかし、活性炭は脱臭剤として利用されることの方が多いようです。

・塩化カルシウム

最近は乾燥剤に塩化カルシウム$CaCl_2$も用いられているようです。

! 乾燥剤の危険性

生石灰は安価であり、脱水能力も高いので、かつては大量に用いられました。しかし、水と反応する時に大量の熱を出すので、子供が誤って口にすると重篤な火傷になります。また、水気のあるくずかごに棄てると、火事の危険性があります。

塩化カルシウムは多くの水を吸うと潮解して液状になるので、大量の湿気があると食品を台無しにする恐れがあります。

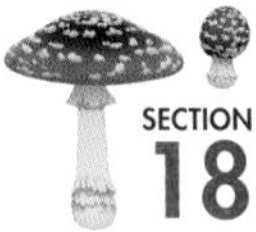

SECTION 18

漂白・着色剤、品質改良剤

白い食品をより白く、色のある食品をより鮮やかに、滑らかな食品をより滑らかにというように食品の外観や口当たりなどをより魅力的にするために加える添加剤です。

! 食品漂白剤

食品の中には、レンコンやカンピョウ等のように、白いと美しく見え、食べてもおいしそうに見えるものがあります。

このようなものを更に白く、美しく見せるために使われるものが食品用の漂白剤です。漂白剤は食品に着色する場合、発色をより美しくするための、下地つくりのためにも用いられることもあります。

❶漂白剤の種類

食品漂白剤にも、洗濯に用いる普通の漂白剤と同じように、酸素や塩素などによる酸化作用を用いて漂白する酸化漂白剤と、逆に還元作用を用いた還元漂白剤があります。

酸化漂白剤の主なものには、過酸化水素、次亜塩素酸ナトリウムあるいはサラシ粉などがあります。また、還元漂白剤には、亜硫酸ナトリウムや二酸化硫黄(亜硫酸ガス)など、亜硫酸系のものがあります。

漂白剤は漂白以外の目的で使われることもあります。すなわち、酸化漂白剤は殺菌剤あるいは防腐材として使われ、亜硫酸塩類は酸化防止剤および保存料としても使われます。

❷漂白剤の危険性

酸化漂白剤のうち、過酸化水素は法令により、カズノコ以外には使用してはいけないことになっています。サラシコなど塩素系のものは、使用後、人為的に分解あるいは洗浄しないと残留する危険性があります。残っていると水道のカルキ臭に似た塩素臭がすることになります。

漂白剤を使用すると、もともとの素材の色が分からなくなり、色による鮮度の劣化などが見損なわれる危険性があります。漂白剤の毒性としては、過酸化水素に遺伝子損傷が指摘され、発ガン性の可能性もあるそうです。また亜硫酸ナトリウムも似たようなもので、一過性の下痢、循環器障害のほか、ラットでは発ガン性や代謝障害などが観察されています。

❗合成着色料

食品をより美味しく見せるためには、美しい色を着けたほうが有利なことがあります。また、装飾性や儀式性のために色を着

●クチナシ

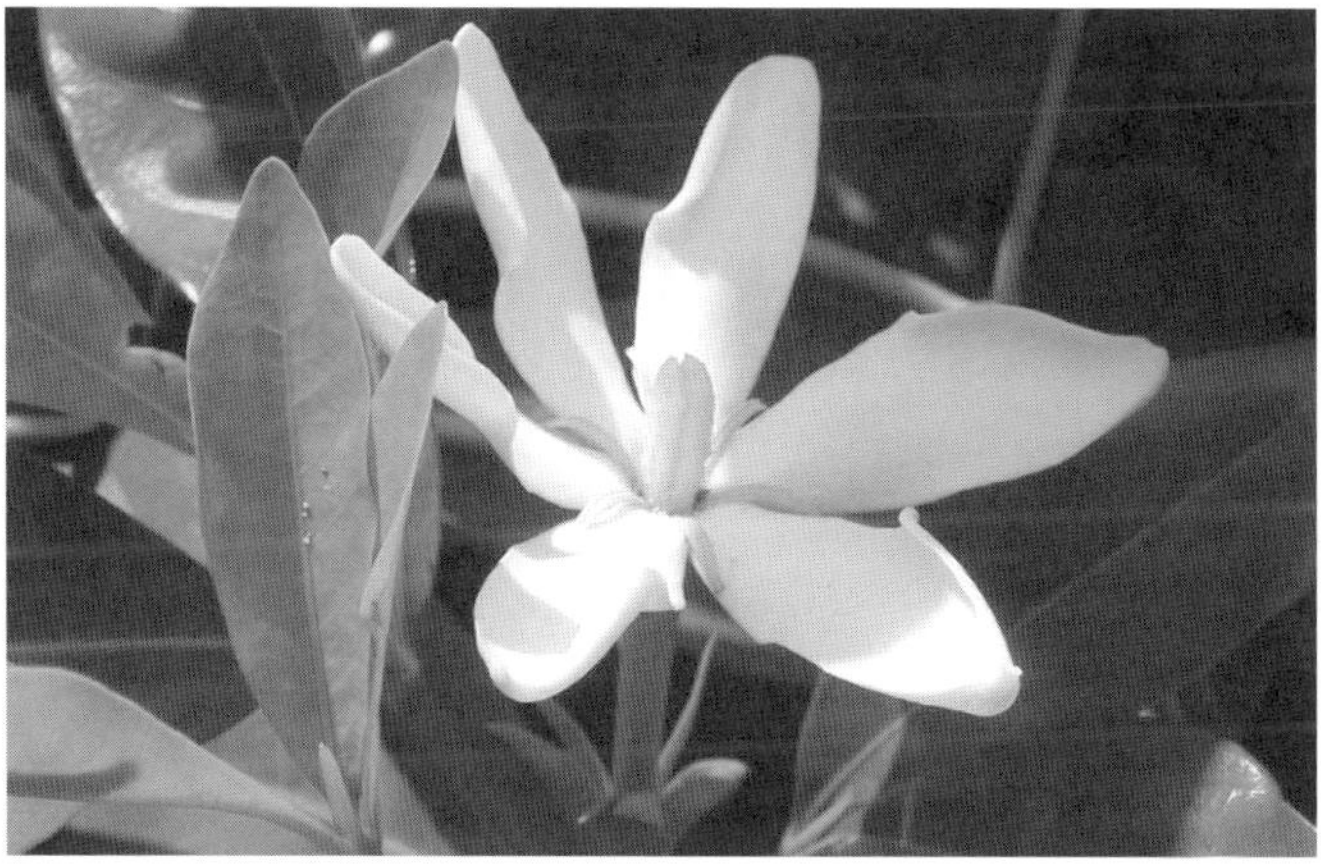

けることもあります。

ただし、鮮魚介類や食肉、野菜類などの生鮮食品に着色料を使用することは、鮮度の判断を誤る可能性があるので禁じられています。

❶ 着色料の種類

着色料には、クチナシの黄色、紅花の赤のような天然の色素と、化学的に合成された合成色素の2種類があります。

・天然着色料

日本では昔から、クチナシの実は黄、紅花の花や赤シソの葉は赤色の着色料として使われています。また、コチニールは南米のサボテンに住む昆虫であるエンジムシから得られる赤色色素として有名です。

●コチニール

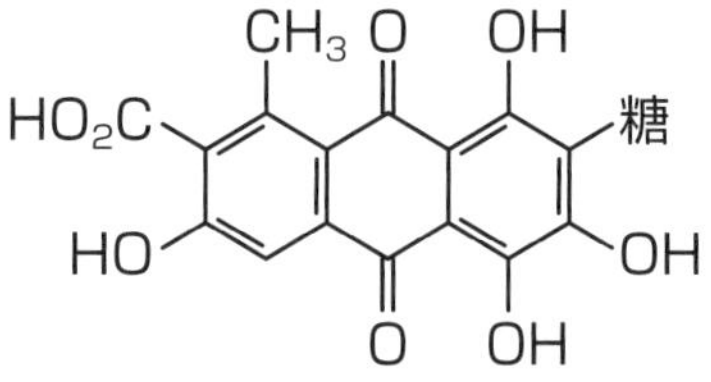

コチニール（赤）

・合成着色料

合成着色料には鮮やかな色彩を持つものがたくさんあります。しかも、少量で済み、価格も安価なことから、工業的に生産された食品には広く使われています。

一部の合成着色料の構造式を図に示しました。黄色4号はN＝N二重結合を持つので、一般にアゾ色素と呼ばれます。青色2号は、藍の染料であるインジゴと骨格が同じため、インジゴ系色素といわれます。

❷着色料の危険性

天然色素は安全なものと思いがちですが、中には有害なものもあります。植物のアカネから取れるアカネ色素は、腎臓がん

●合成着色料

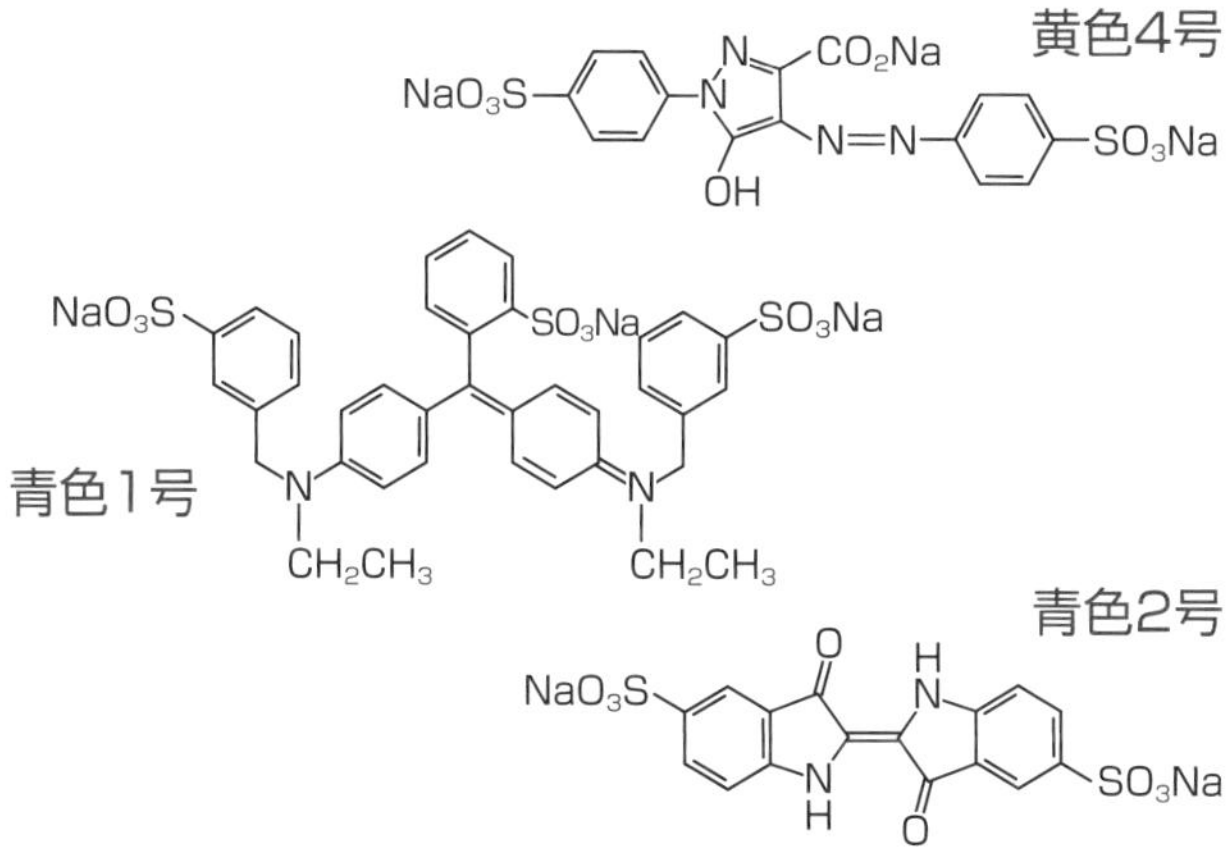

を起こす可能性があるとされ、2004年からは使用できなくなりました。

合成着色料の多くはベンゼン骨格を持っています。ベンゼン骨格を持つものには、発ガン性が指摘されるなど健康によくないものがありますので注意に越したことは無いでしょう。現に、青色1号や黄色4号などにはアレルギーや、肝臓障害の原因の可能性が指摘されています。

① 乳化剤・増粘剤

本来混ざり難い水と油を混ぜて乳化させるのが乳化剤であり、主に脂肪酸エステルなどが用いられます。一方、食品に滑らか感や粘りをあてるのが増粘剤でアルギン酸ナトリウムなどが用いられます。

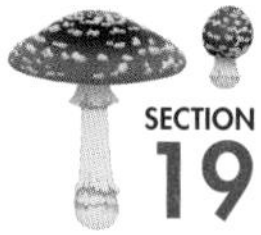

SECTION 19

合成甘味料・合成香料

現代化学は人間が欲しいと思う物なら大概の物を作ることができるまでに進歩しています。甘い物も、香の良い物も作ることができます。

ⓘ合成甘味料

人間が人工的に合成した甘味料を合成甘味料と言います。一般に合成甘味料は、砂糖の何百倍も甘く、カロリーは比較にならないほど低いとされています。そのため、合成甘味料は、一般の食品や清涼飲料水以外にも、ダイエット食品や糖尿病患者の食品などにも利用されます。しかし、中には健康に問題があるものもあります。主な物を見てみましょう。

・サッカリン

人類が最初に作りだした合成甘味料です。ショ糖の500倍の甘みを持ちます。第一次世界大戦で世界的に砂糖が不足している時に発売され、人気になりました。その後、一時発ガン性を疑われましたが、現在では疑いが晴れ、ダイエットなどで利用されています。

●サッカリン

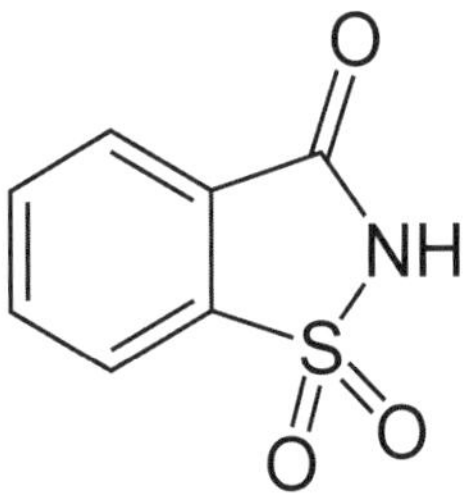

・ソルビット

ソルビトールともいわれ、リンゴの蜜などとして自然界にも存在します。しかし実用的には、ブドウ糖に水素を付加して作ります。甘みは砂糖の60%しかありませんが、独特の清涼感に人気があります。

・キシリトール

天然にもカバノキなどに存在しますが、実用的には化学合成で作っています。口腔内で虫歯の原因となる酸性物質に変わることが無いと言われます。そのため、これが原因で虫歯になることはありませんが、虫歯を治す効果は無いものと見られています。

砂糖と同程度の甘みを持ちながら、カロリーは40％しか無いのでダイエットにも向いているでしょう。

・ステビア
パラグアイ原産のキク科の植物ステビアから抽出された天然甘味料で、砂糖の200〜300倍の甘みを持ちます。次代の甘味料と目されています。

●ステビア

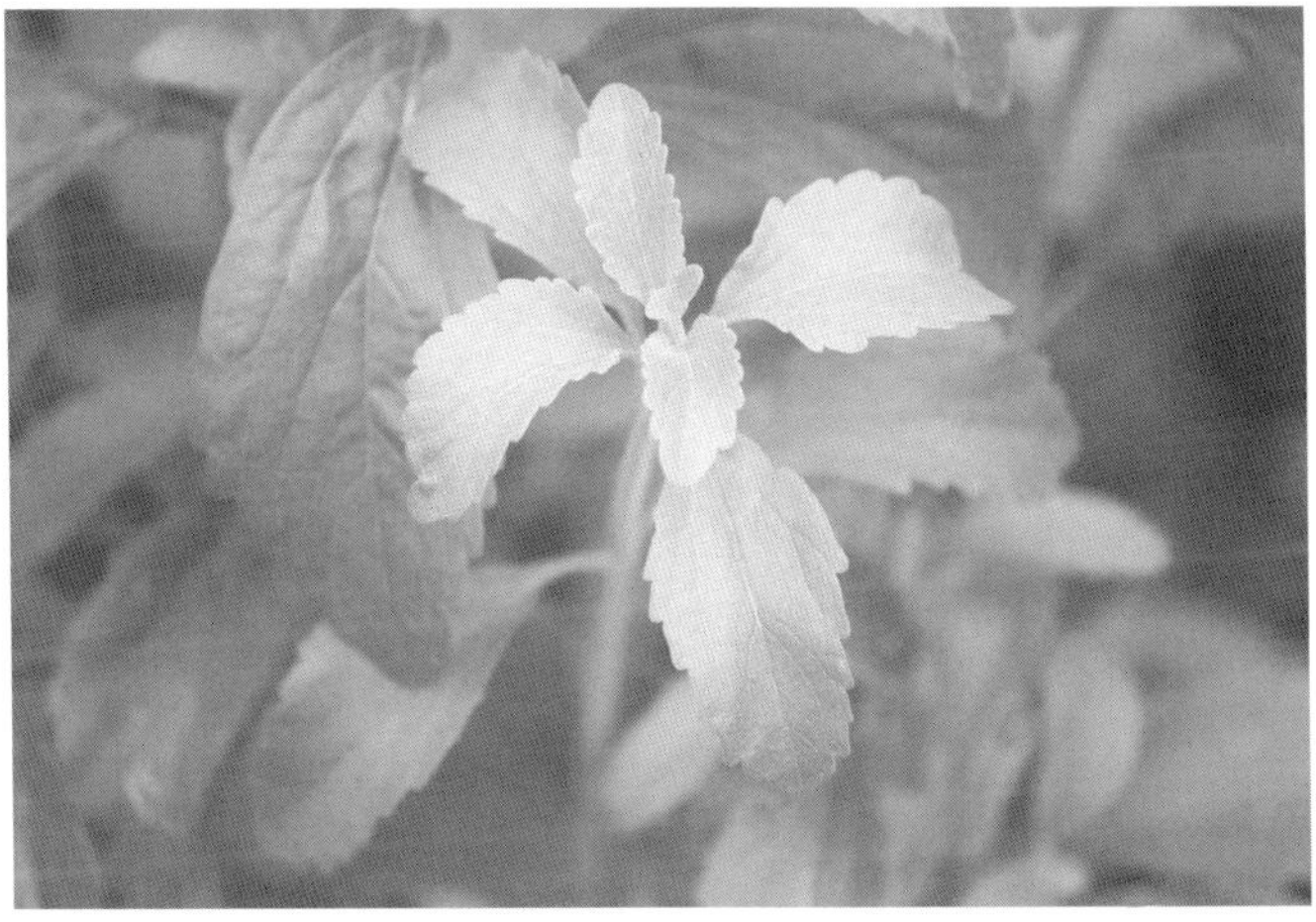

・アスパルテーム

2個のアミノ酸、フェニルアラニンとアスパラギン酸が結合したものであり、砂糖の200倍の甘さを持ちます。タンパク質の原料であるアミノ酸が甘味料の原料にもなると言うことで学会で驚かれました。

体内で分解されてフェニルアラニンが生じるため、フェニルケトン尿症患者には危険性が指摘されています。

・スクラロース

砂糖分子の8個のOH原子団(ヒドロキシ基)のうち、3個を塩素Clに変えた(置換した)化合物であり、有機塩素化合物の一種です。砂糖の600倍の甘さを持ちますが、138℃以上に加熱すると、有毒ガスの塩素を発生します。種々の市販飲料水に使用されています。

●スクラロース

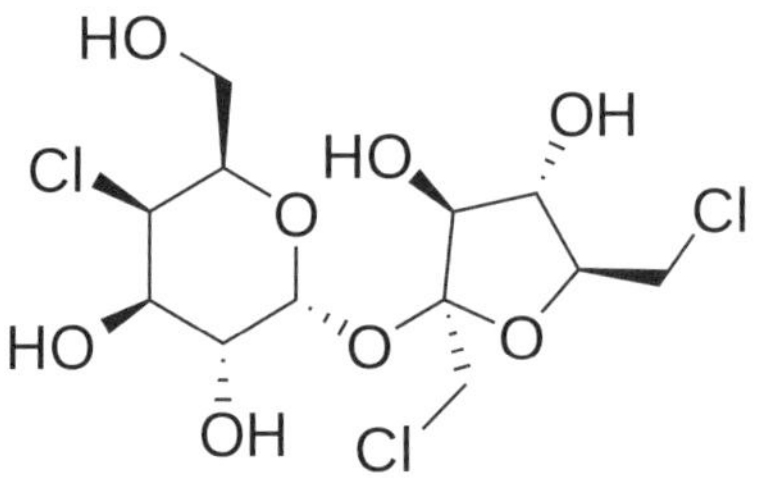

・チクロ、ズルチン

砂糖に比べてチクロは50倍、ズルチンは300倍の甘さを持ち、かつて大量に使われました。しかし、大量に使用すると内臓疾患を起こすことが明らかになったために、1960年後期に使用禁止になりました。

ⓘ化学調味料

化学調味料は、味の素のようなうま味調味料の代名詞のようになっていました。うま味調味料は自然界にありふれたアミノ酸の一種であるグルタミン酸です。

最初は昆布から抽出された天然品を用いていましたが、その後工場で化学的に作った時代がありました。しかし、現在ではサトウキビの汁から砂糖を採った後の廃液(廃糖蜜)を原料として微生物発酵で作っています。その意味で、日本酒などの醸造酒と同じように天然物の一種と言っても良いでしょう。

蒸留酒のラム酒も廃糖蜜から酵母と言う微生物によるアルコール発酵で作りますが、ラム酒を化学酒とは言いません。

! 合成香料

香料は栄養やカロリーに資するところは何もありません。それは、人間の嗅覚が味覚と比較にならないほど鋭敏だからです。それでいて食欲を刺激することに関しては調味料にひけをとりません。

しかし、天然香料は、手に入る季節が限られます。また貴重な香料は高価になります。そこで、天然香料の香り成分を化学的に合成しようとの研究が行われます。そのようにして合成されたのが人工香料です。

人工香料には、バニラのバニリン、ミントのメントールのように、天然物に含まれる匂い分子そのものを合成したものと、天然物とは無関係に、固有の（好ましい）香を持つために合成された物があります。

食品衛生法で認可された人工香料は１３２品目に達します。香料は単独で使う物ばかりではありません。組み合わせて使えば、大抵の自然香料と似た物は作れることになります。

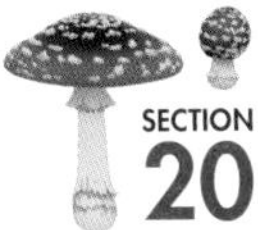

SECTION 20

その他の食品

これまでに見た物以外にも、危険性の指摘される食品、あるいは添加物があります。

(!) アルコール

アルコールといえばエタノールであり、エタノールといえばお酒です。お酒は調味料として使うことも、飲料として使うこともあります。適当に摂取すれば、「百薬の長」として健康に良いのでしょうが、飲み過ぎると「気違い水」として健康を害します。

一般にアルコールと言うとエタノールを指しますが、メタノールもジエチレングリコールもアルコールの一種です。これらアルコールの危険性について見てみましょう。

❶ エタノールの危険性

エタノールは適量（少量とは限らない）たしなめば体にも心にも健康の元です。しかし、飲みすぎると翌日が大変であり、下手をすると急性アルコール中毒になって、翌日は永遠に巡ってこないことになります。

エタノールの毒性はエタノールの代謝生成物によるものです。エタノールはアルコール酸化酵素（脱水素酵素）によってアセトアルデヒドになります。これがアルデヒド酸化酵素によって酢酸になり、更に酸化されて最後は二酸化炭素と水になります。

毒性があるのはアセトアルデヒドです。したがって二日酔いにならないためにはアセトアルデヒドを即刻酢酸にすれば良いのであり、そのためにはアルデヒド酸化酵素が必要です。ところが、この酵素の量は遺伝によって決まっており、訓練でどうにかなるものではないといいます。

したがって、両親が下戸の人はこの酵素が少ない可能性があり、無理して飲まないほうがよろしかろうということになります。

❷メタノールの危険性

メタノールを飲むと二日酔いどころか失明、落命に至りますが、反応機構はエタノールと同じです。ただし、生成物が違います。メタノールを酸化するとホルムアルデヒドになり、更に酸化すると蟻酸になります。

ホルムアルデヒドはタンパク質を硬化させる働きがあり、さらにシックハウス症候群の原因物質としても知られています。蟻酸はアリが持っている酸ですが非常に強い酸であり、皮膚に触れると大きな水ぶくれができます。

このようなものが体内で生成して無事なはずはありません。しかも、酸化酵素は目の周囲に多い、ということでメタノールを飲むとまず目をやられ、次に命をやられることになります。メタノールは有害物質を通り越して、有毒物質です。

●メタノールとメタノールの代謝の違い

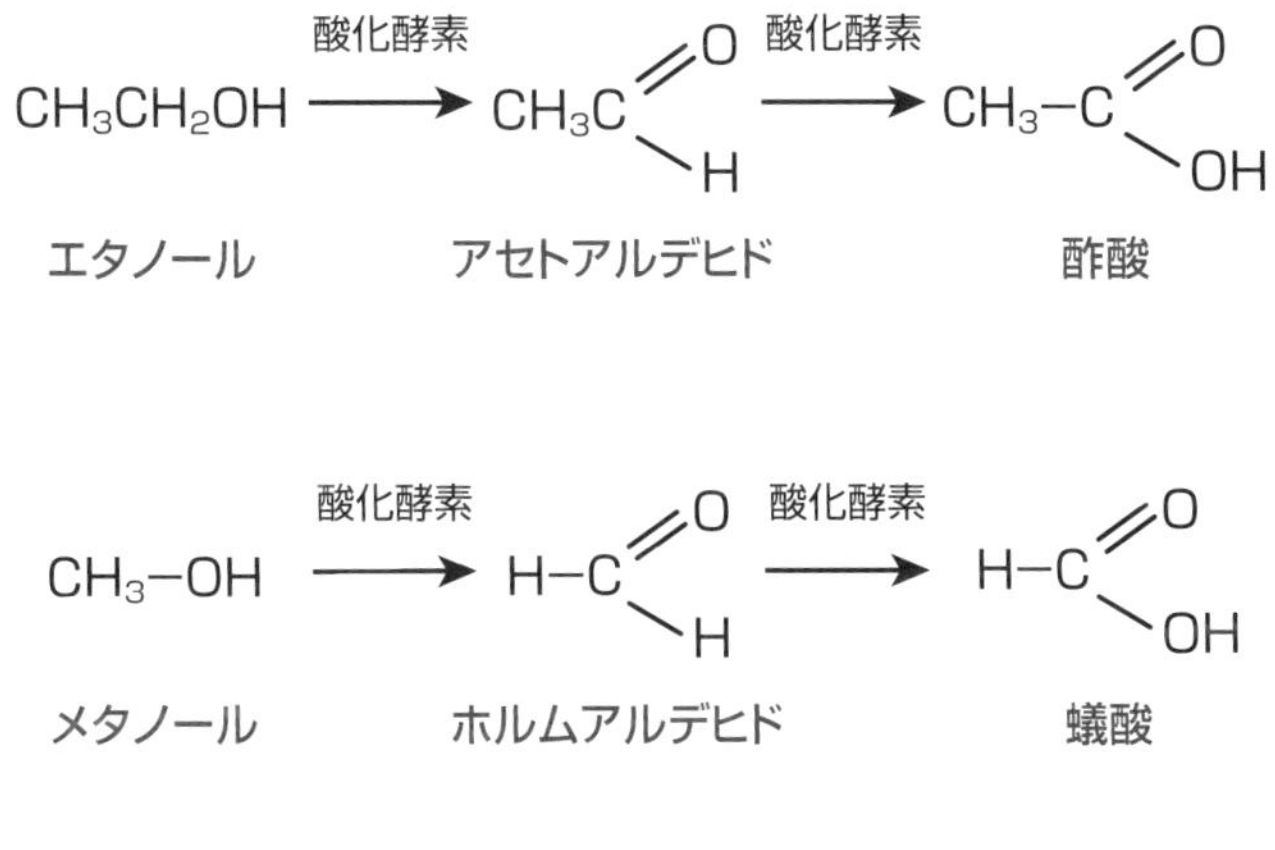

❸ジエチレングリコールの危険性

ジエチレングリコールは自動車の不凍液に使われるエチレングリコールから作られます。粘稠な液体で甘味があると言います。1935年頃にはアメリカで水薬の増量剤として用いられ、腎臓疾患で100人以上の死亡者を出しています。

1985年ごろ、オーストリアで違法にジエチレングリコールを混入したワインが市販され、それが日本のワイン業者から日本産ワインと偽って販売され、二重の意味でスキャンダルになった事件がありました。このワインで健康を害した人は、少なくとも日本ではいなかったようですが、企業のモラルが厳しく問われた事件でした。

(!)コレステロール

コレステロールは細胞膜の構成要素の一つでもあり、体に広く存在し、生体にとって重要物質の一つです。

❶コレステロールの存在

コレステロールは図に示したステロイド骨格を持つ分子です。天然物にはステロイド骨格を持つものが多く、人体に関係したものでも重要な生体微量物質、すなわちビタミンＤ、各種性ホルモンなどが存在します。

これらの物質はコレステロールを原料として合成されるものと考えられています。

●ステロイド骨格の環構造部分

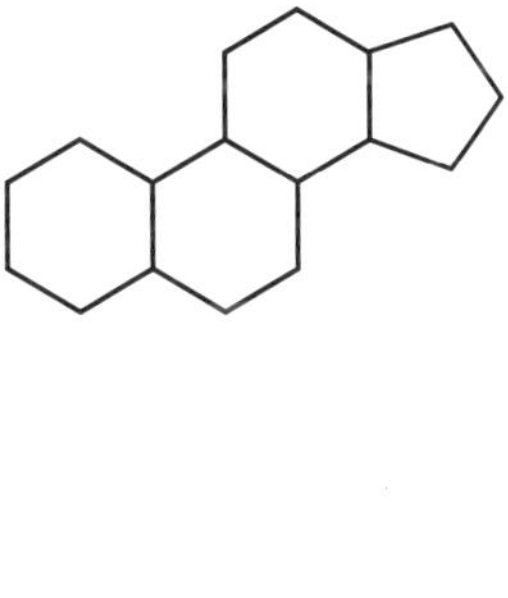

❷ 善玉と悪玉

コレステロールは毀誉褒貶《きよほうへん》の激しい物質と言えるでしょう。動脈に沈着して動脈硬化を誘発するなどと、白眼視された歴史もあります。

しかし、コレステロールは、血管中を移動するときにはタンパク質と結合した複合体になっています。

このとき一緒になるタンパク質の種類によって、複合体にはＶＬＤＬ、ＬＤＬ、ＨＤＬコレステロールの三種類があります。そのうち動脈硬化を引き起こすのはＬＤＬであり、ＶＬＤＬは影響が無いことが明らかとなりました。そればかりでなく、

ＨＤＬはむしろ動脈硬化を抑制する働きがあることが明らかとなったのです。

このことからＬＤＬコレステロールは悪玉コレステロールと呼ばれ、ＨＤＬコレステロールは善玉コレステロールと呼ばれることがあります。要は、コレステロールは生体に必要なものであるが、かといって摂り過ぎれば害になるという、極めて当たり前の結論になるということです。

① 酸性食品・塩基性食品

食品には酸性食品と塩基性食品があります。梅干は酸っぱいから酸性食品かと思うと、実は塩基性食品です。肉や魚は酸っぱくも辛くも無いから中性だろうと思うと、なんとこれは酸性食品なのです。どういうことなのでしょう？

食品の酸性、塩基性は、生の状態での酸性、塩基性ではないのです。食品が燃焼して生じた生成物の水溶液の液性をいうのです。

❶ 酸性食品

動物性食品の主成分はタンパク質です。タンパク質はイオウSや窒素Nを含みます。これらは酸化されるとそれぞれ、イオウ酸化物SOx(ソックス)や窒素酸化物NOx(ノックス)となり、水に溶けてそれぞれ硫酸H_2SO_4、硝酸HNO_3などの強酸となります。そのため、動物性食品は酸性食品と言われるのです。

❷ 塩基性食品

梅干の大部分はセルロースとデンプンであり、炭素C、水素H、酸素Oからできています。これらの原子は燃焼すると二酸化炭素CO_2と水H_2Oになります。水は中性であり、二酸化炭素は水に溶けると炭酸H_2CO_3となりますが極めて弱い酸でしかありません。

残るのはミネラルといわれる金属元素の酸化物であり、主なものは酸化ナトリウムNa_2O、酸化カリウムK_2Oなどです。これらは水に溶けるとそれぞれ水酸化ナトリウムNaOH、水酸化カリウムKOHとなり、最強の塩基となります。この結果、植物性食品が燃焼して生じた生成物の水溶液は塩基性となるのです。

！危険性

酸性食品、塩基性食品のどれにも危険性はありません。しいて言えば、酸性食品や塩基性食品に偏った食事をしては健康に危険だということでしょう。

一時言われたように、酸性食品を食べると血液が酸性になり、塩基性食品を食べると塩基性になるということはありません。生物の体はそれほど単純ではありません。生物の体液は緩衝液《かんしょうえき》という特殊な組成になっており、少々の酸や塩基を混ぜてもpHは変化しないように調整されているのです。要するに食品は好き嫌いにこだわらず、酸性食品と塩基性食品にまたがって幅広く食べることが大切ということです。

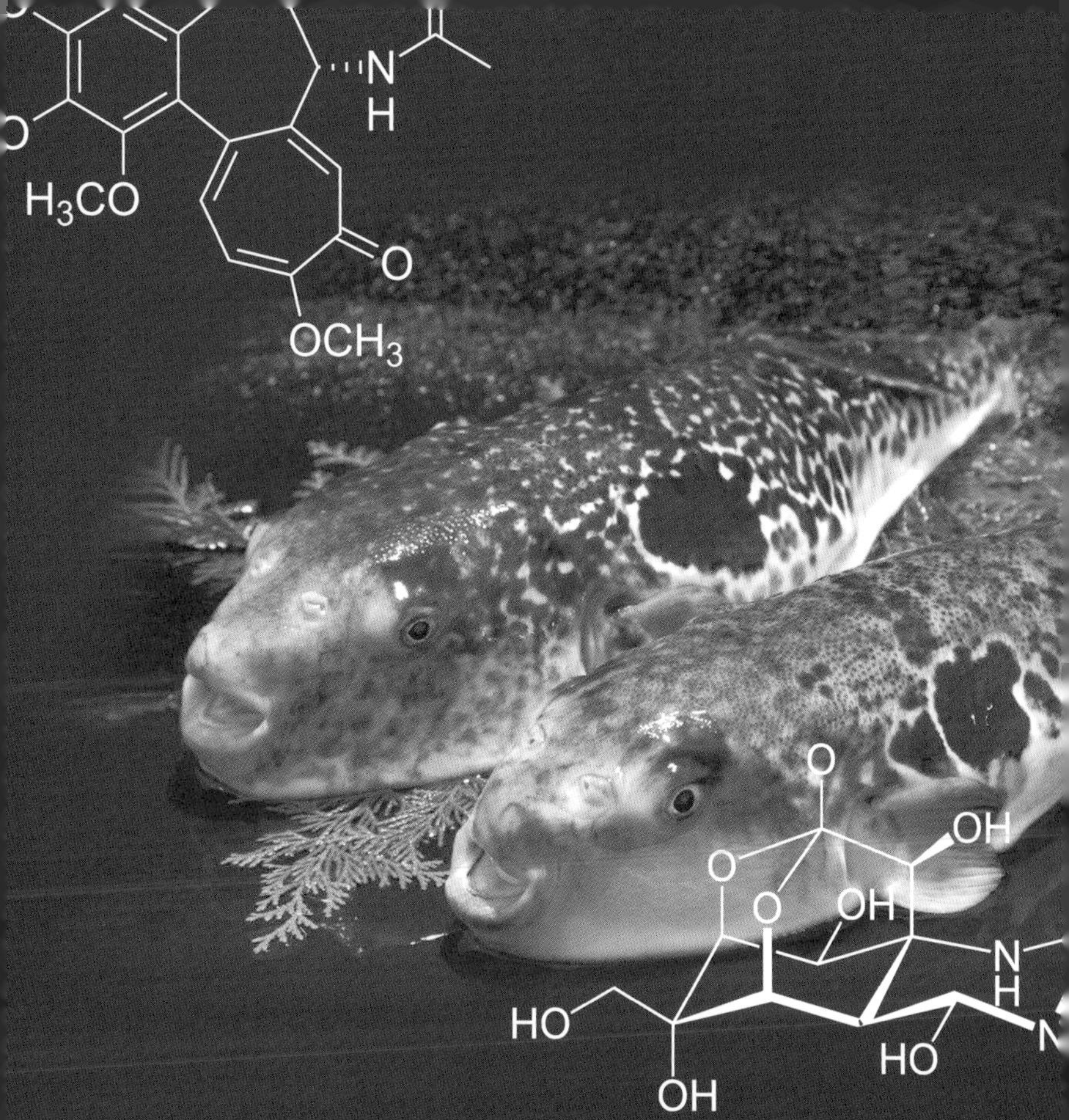

Chapter.7
危険な農薬・公害物質

SECTION 21

殺虫剤・殺菌剤

化学の進歩のおかげで、私たちはいろいろの化学物質を合成することができるようになりました。そのおかげで各種の医薬品、各種のプラスチックなど、私たちの日々の生活を豊かにする化学物質を手にすることが出来ました。

その様な化学物質の中には、農産物の収量を増やす化学肥料がありました。同時に、農産物に害をなす害虫や細菌を殺す殺虫剤や殺菌剤もありました。この様な化学物質のおかげで、人類は現在、この小さな地球上に77億人も生存することが出来るのです。

しかし、化学肥料は生命体にプラスに働きますが、殺虫剤や殺菌剤はマイナスに働きます。人類も生命体です。昆虫や細菌にマイナスに働く化学物質が、人類だけにはプラスに働くなどということがあるはずはありません。

人類もまた、殺虫剤や殺菌剤の影響を受けているに違いありません。ここではこのような面を見てみましょう。

ⓘ殺虫剤

アブラムシのように農業に不都合を与える昆虫、あるいはゴキブリや蚊のように日常生活に不都合を与える昆虫類、つまり害虫を殺害除去する目的で開発された薬剤を殺虫剤といいます。殺虫剤にはいろいろの種類があり、歴史的な進化もあります。

・天然殺虫剤

初期の殺虫剤は、天然物を利用したものでした。17世紀に使用されたというニコチン(タバコの葉の粉末)は殺虫剤の最初の例と言われています。日本では鯨の油を水面に撒き、水棲害虫を除去した例もあります。また、除虫菊は蚊取り線香などにも用いられています。最近では天然殺虫剤の分子構造をモデルにした化学殺虫剤も開発され、良好な成績を収めています。

・有機塩素化合物

第二次大戦後、大量に使用されたのが有機塩素系殺虫剤でした。これは塩素原子を含んだ有機物であり、合成反応によって大量、安価に合成でき、しかも効果が大きかったので大量に生産、使用されました。代表的なものがＤＤＴ、ＢＨＣなどです。ＤＤＴの殺虫効果を発見した化学者は「殺虫効果の発見」それだけの功績でノーベル賞を受賞したほどです。彼はＤＤＴを作ったわけではありません。

しかし、有機塩素化合物は人畜に対する毒性が強く、しかもいつまでも分解されることが無く、残留毒性が強いので使用禁止となったり、自粛されているものが大部分です。

・有機リン化合物

パラチオンなどのリンＰを含む有機物の殺虫剤は、殺虫効果が強く、有効な殺虫剤です。これは昆虫の神経系にダメージを与える薬剤です。スミチオン、マラソンなど、殺虫効果が高く、毒性の弱いものも開発され、現在も多くの家庭園芸などで使用されています。

しかし、有機リン化合物は人畜に対する急性毒性もあります。サリン、ソマン、ＶＸなどの化学兵器は押しなべて有機リン化合物であり、リン系殺虫剤の危険性を示唆するものでもあります。

・ネオニコチノイド系殺虫剤

最近開発されたのが、分子構造がニコチンに似たネオニコチノイド系と呼ばれる殺虫剤です。これは人間に対する毒性が弱く、優れた殺虫剤と言われましたが、問題点も指摘されます。

それは最近、世界的にミツバチが少なくなったと言われ、その原因は彼らの帰巣本能に異常が生じたのではないかと言われます。そしてその原因がネオニコチノイド系殺虫剤のせいではないかという疑いが生じています。事実の真贋はこれからの精密な調査を待たなければならない問題です。

事の本質は、人類という生物が繁栄するためには、害虫という生物を絶滅しなければならないと言うこの「食うか食われるか」の妥協を許さない事実関係にあると言うことでしょう。

植物体の殺菌剤

植物も人間と同じで、怪我もすれば病気にもなります。植物の病気も人間の場合と同じように病原菌によるものです。植物、特に農作物に害を与える病原菌である微生物やウイルスを死滅させるために用いる薬剤を殺菌剤といいます。

殺菌剤の種類

・ボルドー液

昔からよく使われているのがボルドー液です。これは生石灰《せいせっかい》CaOと硫酸銅$CuSO_4$で調合するものであり、銅イオンCu^{2+}の殺菌作用を利用したものです。「ボルドー」液の名前はフランス、ボルドー地方のブドウ園で効果が発見されたことによって付けられたものです。

・有機化合物

硫黄、塩素、リン系、硫黄を用いたものがよく使われ、マンセブ、ダイセンなどがよく知られています。そのほか、ダコニールなどの商品名で出ている塩素を用いたもの、ヒノザンなど、リンを用いたものもあります。

・抗生物質

抗生物質は、微生物が他の微生物の成長を阻害するために分泌する物質のことを言い、第二次大戦末期にイギリス首相チャーチルの肺炎を治したという都市伝説で有名なペニシリンやストレプトマイシンなどがよく知られています。

抗生物質は殺菌剤にも使用され、稲の重大な病気であるイモチ病にはブラストサイジンやカスガマイシンなどが用いられています。

ⓘ殺菌剤の危険性

農作物の殺菌剤の場合には、「①種子の段階」「②発芽した後の成長段階」「③収穫した収穫物に対して殺菌」と何回も殺菌作業を繰り返します。そのうち、消費者の口に入る可能性が高いのは、③収穫物に対する殺菌ですが、それはポストハーベスト農薬として別項で扱います。

かつては、酢酸フェニル水銀などの有機水銀化合物もありましたが、水俣病の原因が有機水銀であることが判明して以来、使用禁止になりました。先年、東大の実験農園で使用していたことで問題になったものです。

殺菌剤は微生物を殺菌するものですが、効果を持続するため多くは植物表面に留まります。それが雨に流され、土壌に浸透し、地下水に入ったり川に流れたり、ということで、最終的には環境中に広く拡散することになるのも危険なことです。

ⓘ土壌殺菌剤

土壌中にはいろいろの細菌が棲んでおり、それが農作物に病気をもたらします。そのために殺菌をしておくというのが土壌殺菌剤の考え方です。

❶土壌殺菌剤の種類

・PCP、PCNB

以前、問題になったのはPCP（ペンタクロロフェノール）やPCNB（ペンタクロロニトロベンゼン）などです。これはDDTやBHCと同じ有機塩素化合物であり、しかも不純物としてダイオキシン類を含むことがわかり、現在回収が指示されています。

●PCNB

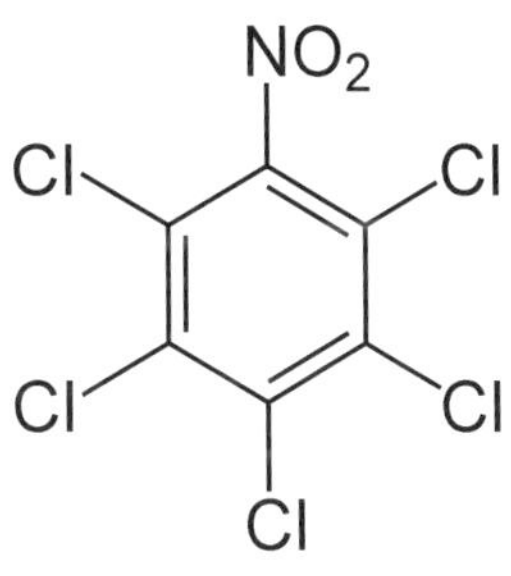

・クロルピクリン

クロルピクリンは猛毒で知られます。これは、戦時中には毒ガスの原料、あるいは毒ガスそのものとして戦場で用いられたこともあるものです。市販時には液体ですが、非常に気化しやすいため、土中で気化して細菌を撲滅します。使用には万全の注意が求められます。

❷クロルピクリンの危険性

2008年に熊本県で自殺のためにクロルピクリンを服毒した患者が救急車で病院

に運び込まれ、病院内で嘔吐しました。その吐しゃ物に混じってクロルピクリンが排出され、それがエアコンを通じて病院内に広がり、50人以上に及ぶ患者、病院職員が治療を受けたという事件が発生しました。服毒者は亡くなり、患者の一人が巻き添えで重体になりました。

このような惨事になったのは、病院側に服毒に使った毒物の情報が伝わっていなかったことが原因の一つでした。今回は自殺であり、少なくとも救急隊員には毒物の正体は知られていたのでしょうから連絡ミスと言えるでしょう。しかし、いつもそうとは限りません。原因不明の患者に対応せざるを得ない、救急病院関係者の置かれた危険環境がクローズアップされた事件でした。

! 除草剤

農業において草取りは重労働です。現代の農業にとって除草剤は必需品です。除草剤には次の種類のものがあります。

・有機塩素塩素化合物

古くから知られている除草剤としては2,4−D、2,4,5−Tなどの有機塩素化合物が有名です。しかし、これらの除草剤は、かつてベトナム戦争の枯葉作戦で大量に使用され、不純物として含まれるダイオキシンの毒性が明らかになった経緯もあります。

・リン酸誘導体

除草剤には広葉樹にだけ効くというように選択的なものと、全ての植物を枯らしてしまう非選択的なものがあります。1980年代に開発された、リン酸系の除草剤グリホサート(商品名ラウンドアップ)は、非選択的除草剤であり、農作物までも枯らしてしまいます。

しかしその後、農作物の品種改良によってこの除草剤に耐性のあるものが開発されたので、耐性のある作物種子と除草剤がセットで販売されるなど、農業のマーケットは一筋縄では行かなくなっています。

ⓘ除草剤の危険性

除草剤は植物に作用するものですが、人体にも甚大な被害を与えるものがあるので、十分な注意が必要です。なかでも非選択的除草剤のパラコートは動物に対しても毒性が強く、各種農薬の中でも最も急性毒性が強いものとして知られています。

パラコートは服用や吸引で体内に入るだけでなく、皮膚からも吸収されるので、撒布用に調剤した薬液にうっかりして転がり込んで重篤な中毒になった例もあります。このため、事故だけでなく、自殺や殺人に使われた例もたくさんあります。

●パラコート

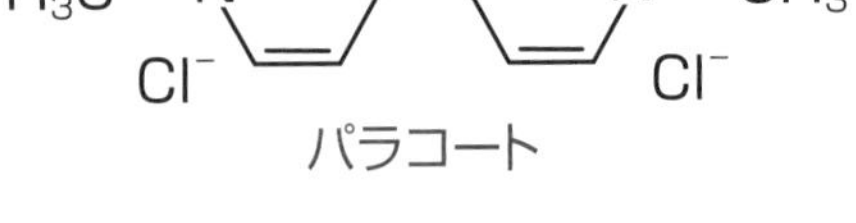

パラコート

SECTION 22

ポストハーベスト農薬

ポストハーベスト農薬とは、ポスト（後）、ハーベスト（収穫）、すなわち、収穫を終えた後の収穫物に散布する農薬のことをいいます。目的は収穫物の品質保持と害虫などからの防御です。従って散布する農薬は殺菌、防カビ、殺鼠剤などが主となります。

！ポストハーベスト農薬

ポストハーベスト農薬は日本では禁止されています。そのため、ハッキリとポストハーベスト農薬と謳《うた》っている物はありませんが、諸外国の例を見ると、次のような物があります。

❶ポストハーベスト農薬の種類

・臭化メチル CH_3Br

液体ですが、倉庫全体に燻蒸させます。

・ジフェニル(ビフェニル)

ベンゼン環が2個結合した構造の化合物です。公害で有名になったPCBは、ビフェニルの水素の何個かを塩素で置き換えたものです。防カビの効果があります。

・オルトフェニルフェノール、OPP

ビフェニルにOH原子団(ヒドロキシ基)が結合したものです。防カビ剤です。

・テトラクロロニトロベンゼン

植物の成長ホルモンの一種です。ジャガイモの発芽を防止します。

●オルトフェニルフェノール

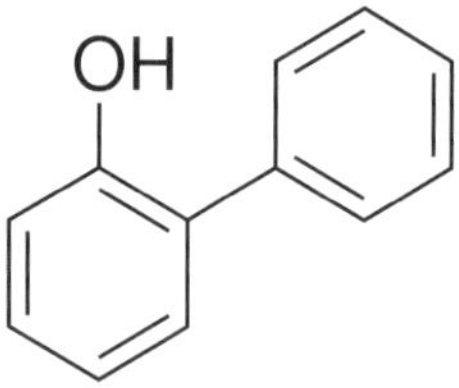

・マラソン

リン系の殺虫剤です

・その他

燻蒸剤として、青酸ガスEDBなどが用いられることもあります。

ⓘポストハーベスト農薬の危険性

ポストハーベスト農薬の特徴は、収穫物に直接散布されるということです。従って、収穫物はこの農薬が付着したまま消費者の手に渡る可能性があります。ジャガイモならば、多くの場合、洗って皮をむいて調理するでしょうが、レモンやオレンジなどはそのまま薄く切って紅茶に浮かべたり、皮でマーマレードなどを作ります。

このように、ポストハーベスト農薬の残留毒性が健康に害を与える可能性があると指摘する説もあります。オルトフェニルフェノールには発ガン性の疑いがもたれていますし、殺虫剤が無害なはずはありません。

日本ではポストハーベスト農薬を使用することは禁止されています。しかし、それは農薬として使用することを禁じているだけであり、果実の品質保持剤として禁じているわけではありません。

ご理解頂けたでしょうか。同じ化学物質を果実に散布しても、「農薬」と言って散布したら違法となりますが「品質保持剤」と言って散布したら食品添加物として合法になるのです。

① 殺鼠剤《さっそざい》

殺鼠剤は、ネズミやモグラなどの有害小動物を殺すための薬剤です。かつては「猫いらず」とも呼ばれました。石見銀山ネズミ捕りといわれた江戸時代以来、長い歴史のある農薬です。かつては、ヒ素化合物、黄リン製剤、タリウム化合物、ストリキニーネなどが用いられました。

ネズミも人間も哺乳類ですから、ネズミにとっての毒物は多くの場合、人間にとっても毒物のはずです。人間には無害でネズミに対してだけ有毒という都合の良い毒物の開発は簡単ではありません。殺鼠剤の主なものを挙げてみましょう。

・クマリン

現在広く使われているのは、有機化合物のクマリン誘導体であるワルファリンやダイファシノンなどです。ワルファリンは、脳塞栓症《のうそくせんしょう》の予防薬として人間にも用いられている薬剤です。ネズミに対しても血液凝固機能を阻害し、臓器に内出血を起こさせて死亡させるものです。

・ノルボマイド

ネズミの種類によって効果が大きく異なります。ラット類（ドブネズミやクマネズミなど大型のネズミ）には強い毒性を発揮しますが、それ以外のマウス（ハツカネズミなど小型のネズミ）やほかの動物、人間にはまったく無毒です。

・シリロシド

ユリ科の植物の鱗茎から抽出したものです。げっし類以外には強い嘔吐性があり、飲んでも吐き出してしまうため、実質的に害は少ないといわれます。

・無機物

日本で多く用いられているもので、成分は急性毒性の強いリン化亜鉛、硫酸タリウムなどです。

・病原菌

ネズミの伝染病菌である野鼠チフス菌を培養して餌に混ぜるものです。効果をあげた時期もありましたが、衛生上の理由から禁止されています。

いずれにしろ、ネズミに食べさせるものですから、ペットが食べる可能性は十分にあり、また、置き場所によっては幼児が食べる可能性もあります。十分な安全策を講じた上で設置すべき毒物です。

SECTION 23

公害物質

1960年代の高度経済成長期の頃、経済成長のひずみの影で多くの公害と言われる問題が発生しました。その多くは有害物質が食物に混入したことによって起こったものでした。まさしく本書の表題に謳った「食卓の危険物」に相当するものです。

❶ 水銀の毒

一般に金属は重い（比重が大きい）物と思われがちですが、実際には水に浮く金属もあります。リチウム（比重0・54）やアルミニウム（2・7）など、比重が概ね5より小さいものを軽金属、それより大きいものを重金属として区別することがあります。

重金属には毒性を持つものがあるので注意が必要です。

❗公害と水銀

重金属の中でも毒性の高いことで知られているものに水銀があります。水銀は４大公害の一つである水俣病の原因物質です。水俣病は、熊本県水俣市にあった化学工場が、水銀を含んだ廃液を水俣湾に排出したことが原因となって起こった公害でした。

廃液は膨大な海水に希釈されて薄くなりますが、その水銀がプランクトンに食べられメチル水銀となってその体内に濃縮蓄積されます。そのプランクトンを小魚が食べて更に濃縮され、という食物連鎖を経て、最後に高濃度になって人間に蓄積したものです。

❗歴史と水銀

歴代中国皇帝は、丹薬と称する不老不死の薬を愛用しました。丹薬の丹は〝に〟であり、硫化水銀HgSです。すなわち、キラキラと輝き、止まることなく流動する金属としての水銀Hgは命の象徴です（と彼らは考えました）。ところがこれを加熱すると赤黒い固体（酸化水銀HgO）になって死んでしまいます。ところがこれを更に加熱すると（分解して）金属の水銀Hgに戻り、命が復活します（と考えたのでしょう）。ということで、水銀を不老不死の象徴と考えたのです。歴代の中国皇帝は土気色の顔でしわがれた声であり、怒りっぽくて人間離れしていたのは水銀中毒のせいといいます。

古代日本でも水銀の害はあったものと思われます。奈良の大仏は創建当初は金メッキで燦然《さんぜん》と輝いていました。メッキには、水銀の合金である金アマルガムが用いられました。泥状の金アマルガムを大仏に塗り、内側から加熱すると水銀だけが蒸発して金が残り、大仏が金メッキされるのです。

しかし、このとき発生した大量の水銀蒸気は、奈良の盆地に溜まります。人々は水銀蒸気を吸い、水銀混じりの地下水を利用したことでしょう。壮大な水銀公害が起こったことでしょう。

！カドミウムの毒

日常生活で金属カドミウムを目にすることはほとんどありません。戦前から戦後間もない頃のアメリカ車をご存知の方は、エンジンルームの機械類に施された、黄色っぽい暖かい感じのメッキに懐かしさを覚えるかもしれません。あれがカドミウムメッキでした。

❶カドミウムの用途

最近は、ニッカド電池（ニッケル―カドミウム二次電池）や油絵を描く方はカドミウムイエローとして使っています。

また、原子力発電所の原子炉では、制御棒として、原子炉の要とも言うべき重要な役割を演じています。これは余分の中性子を吸収することによって原子炉内の中性子数を制御して、原子炉を適正な速度で稼動させるための素材であり、いわば原子炉の命です。

このように、有用な金属ですが、人体に関しては目下のところ有害であることしかわかっていません。しかもカドミウムは融点が低く（５９４℃）、気体になりやすいため、人体に吸収されやすいという性質をもっています。

❷ カドミウムの危険性

カドミウムの有害性が表面に出たのは、1960年代に富山県神通川流域で起こったイタイイタイ病でした。これは主に農家の中年以上の主婦に現れる奇病であり、骨が柔らかく、折れやすくなるというものです。ついには立ち上がることもできなくなり、寝たきりになります。強い咳をした程度でも骨折が起き、患者はイタイイタイと嘆くという悲惨な病気でした。

イタイイタイ病は大正時代から知られた病気でしたが、奇妙な風土病として片付けられていました。それが、金沢大学医学部などの調査で、カドミウムによる中毒であることが明らかになったのです。

原因は神通川上流にある岐阜県神岡村の神岡鉱山でした。ここは亜鉛鉱山ですが、亜鉛の鉱石にはほとんど必ず亜鉛の同族元素であるカドミウムが伴って産出されます。しかし、大正、昭和初期にはカドミウムの需要は殆ど無く、そのため、廃液として神通川に流されたのです。

この廃液が神通川流域の農地に浸透し、その水を吸収して育った米など、農作物にカドミウムが濃縮され、それを食べた近隣農民、特に女性に被害が及んだものでした。

この公害を通して、土壌汚染という新しい概念が広がるきっかけになった事件でした。

① クロム

日常生活においてクロムCrを単体の金属塊、インゴットとして見ることは滅多にありません。しかし、いろいろの製品としては、ほぼ毎日顔を合わせる、いわば不思議な金属です。

❶ クロムの用途

水道の蛇口など、銀色に輝く美しいメッキは多くの場合クロムメッキです。また、ステンレスの主成分は鉄とクロムの合金であり、それに、少量のニッケルが混じることもあります。

メッキやステンレスにクロムが使われるのは、クロムはアルミニウムと同様に、酸化されると不動態となり、それ以上の酸化が進行しなくなるせいです。

また、宝石のルビーの赤い色は、無色の酸化アルミニウムAl_2O_3に少量混じったクロムのせいです。クロム酸エ$_2CrO_4$の金属化合物は鮮やかな黄色に発色することが多く、クロム酸鉛$PbCrO_4$など、水に不溶のものは黄色顔料として用いられます。

このようにクロムは有用な金属ですが、その一方で強い毒性も持っています。問題は陽イオンです。クロムは電子を放出して陽イオンになりますが、その価数によって3価クロムCr^{3+}、4価クロムCr^{4+}、6価クロムCr^{6+}の三種類が知られています。このうち、Cr^{3+}は人体にとって必須元素であり、健康のためには欠かせないものですが、その反対にCr^{4+}とCr^{6+}は有害です。

❷クロムの危険性

4価クロムCr^{4+}は、発ガン性が指摘されています。特に毒性の強いのは6価クロムCr^{6+}です。6価クロムの毒性はその強い酸化作用によるものと思われています。肺ガン、胃ガン、大腸ガンなどの発ガン性があるばかりでなく、皮膚炎や腫瘍などの発生もあげられます。

また特徴的な症状として鼻中隔穿孔《びちゅうかくせんこう》があります。これは6価クロムの粉塵を吸い続けると、鼻の左右を分ける膜に穴が空くというものです。6価クロムは、以前はメッキに用いられることもありましたが、廃棄物が土壌汚染を起こすなどの問題があるため、最近では使われることはありません。低濃度の廃棄物ならば、土壌菌が6価クロムを還元して無害な3価クロムにしますが、濃度が高いと土壌菌がクロムによって死滅させられ、その後は6価クロムがそのまま、蓄積、飛散して周辺に害を及ぼすことになります。

ⓘPCB

PCB(ポリ塩化ビフェニル)は、1881年にドイツで開発され、1929年に米国で工業生産が始まった合成物質であり、天然には存在しません。これまでに全世界で120万トン、日本でも6万トンほどが生産されました。

❶PCBの構造

PCBはベンゼン環(典型的な芳香族化合物)が二個つながったビフェニルと呼ばれる骨格に何個かの塩素が結合したものであり、一般に有機塩素化合物と呼ばれるもののの一種です。

絶縁性に優れ、耐熱性、耐薬品性に優れるなど極めて安定な化合物です。そのため、変圧器のトランスオイル、熱媒体、印刷インキ等々、多方面に渡って大量に生産、使用され、一時は「夢の化合物」などともてはやされました。

❷ PCBの危険性

PCBの毒性を明らかにしたのは、1968年頃西日本に発生したカネミ油症事件でした。これは、PCBに汚染された食用油を摂ったことによる大量中毒事件でした。

PCBの毒性はPCBそのものにあるのではなく、副産物として混入しているダイオキシンやPCBF（ポリ塩化ベンゾフラン）によるとの説もあります。いずれにしろ、これらの分子構造は塩素の置換したベンゼン環を持っており、芳香族塩素化合物としての類似性があります。

PCBのうち、両ベンゼン環が同一平面になることのでき

●PCB

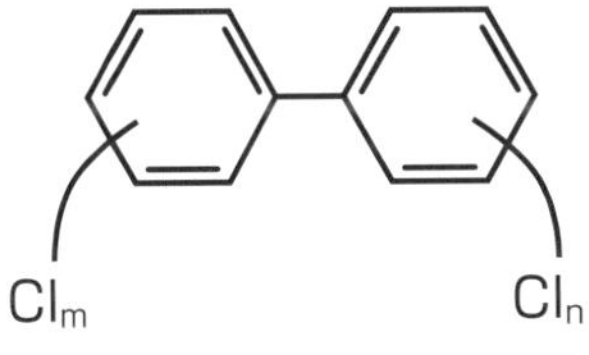

$1 \leqq m+n \leqq 8$

る共平面ＰＣＢ（co－PCB）は特に毒性が強いとの説もあります。これに従えば、ダイオキシンやＰＣＢＦは、co－PCBの一種であり、毒性が強いことになります。

カネミ油症事件によって危険性が明らかになったのを受け、日本では１９７２年にＰＣＢが使用禁止となりました。そして大量のＰＣＢが回収され保管されました。しかし、熱にも薬剤にも安定なＰＣＢを分解無毒化することは大変に困難でした。高温高圧の超臨界水と酸化剤を用いた実用的な分解法が発見されたのは最近になってからの話です。その間に、保管されていたＰＣＢが環境に漏れ出したとの話も沢山あるようです。

ダイオキシン

ダイオキシンの毒性に関する評価はいろいろあるようですが、有害なものであることは間違いないでしょう。ダイオキシンは天然にも多少は存在するようですが、大部分は人間の活動によって生み出されたものと考えられています。

❶ダイオキシンの危険性

ダイオキシンの危険性が問題になったのは1970年代のベトナム戦争においてでした。ジャングルから出没するベトナム軍のゲリラ戦術に手を焼いた米軍は、「枯葉作戦」と銘打ってベトナムのジャングルを除草剤によって丸裸にしようという無謀な作戦に出ました。

使用された除草剤は主に2,4−D、2,4,5−Tでした。共にベンゼン環に塩素のついた芳香族塩素化合物です。

その後、除草剤を撒いた地域では、普通より高い頻度で奇形児が発生しているとの調査結果が出ました。調べたところ、除草剤に副生成物として混じっているダイオキシンの毒性によるものとの指摘が出て、一挙にダイオキシンの毒性が注目され始めたのでした。

ダイオキシンは塩素を持った2個のベンゼン環が酸素によって結合したものです。その後、ダイオキシンはポリ塩

●ダイオキシン、2,4-D

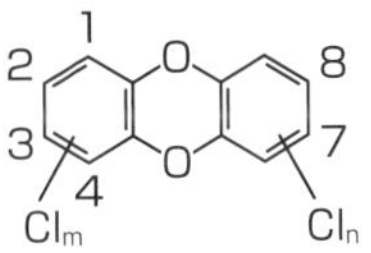

1≦m+n≦10

ダイオキシン

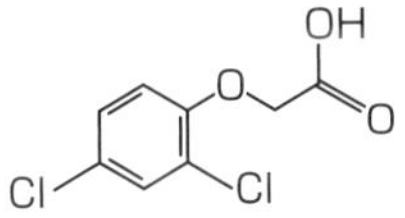

2,4-D

化ビニル（塩ビ）などの塩素を含む有機物が低温で燃焼するときにも発生することがわかりました。

❷ダイオキシンの毒性

ダイオキシンには塩素の個数と配置によっていろいろの種類があり、その毒性も異なり、中には無害なものもあります。最も毒性が強いのは2、3、7、8位という対称の位置に4個の塩素を持ったものです。現在ではダイオキシンだけでなく、ダイオキシンより酸素が1個少ないＰＣＢＦ（ポリ塩化ベンゾフラン）も毒性を持つことが指摘されています。

ⓘ有機塩素化合物

炭素を含む化合物を一般に有機化合物といいます。そのうち塩素を含むものを特に有機塩素化合物といいます。健康にさまざまな害を及ぼすことが知られています。

❶ 有機塩素化合物の種類

有機塩素化合物は天然にもありますが、多くは人類が化学的に作り出したものです。そのようなもので私たちの周りに大量に存在するものに塩化ビニル(塩ビ)があります。

かつて大量に作られ、使用されたのは殺虫剤です。DDT、BHCなどはよく知られた例です。また、公害で有名になったPCB(ポリ塩化ビフェニル)やダイオキシン、あるいはクリーニングや精密電子部品の洗浄に使われるトリクロロエチレンなども有機塩素化合物です。更には、オゾンホールの原因物質であるフロンも塩素を含んでいます。

❷ 有機塩素化合物の危険性

有機塩素化合物の有害性はいろいろです。体内に入

●PCBとDDTの表層水と水棲生物での濃度(ppb)

	PCB	DDT
表層水	0.00028	0.00014
動物プランクトン	1.8	1.7
濃縮率(倍)	6400	12000
ハダカイワシ	48	43
濃縮率(倍)	170000	310000
スルメイカ	68	22
濃縮率(倍)	240000	160000
スジイルカ	3700	5200
濃縮率(倍)	13000000	37000000

ればＰＣＢのように皮膚障害を経て肝臓障害を起こし、中には発ガン性が疑われる物質もあります。燃焼によってダイオキシンを発生する可能性もあります。

有機塩素化合物は一般的に化学的に安定なため、分解されにくく、一度環境に放出されると永く環境にとどまります。それらはやがて水に流され、海に入ります。海水中のＤＤＴやＰＣＢの濃度は非常に薄いものですが、食物連鎖を通して濃縮され続けると、人間に辿り着くときには海水濃度とは比較にならない高濃度になっています。そのため、現在でも母乳からＤＤＴやＢＨＣが検出されています。

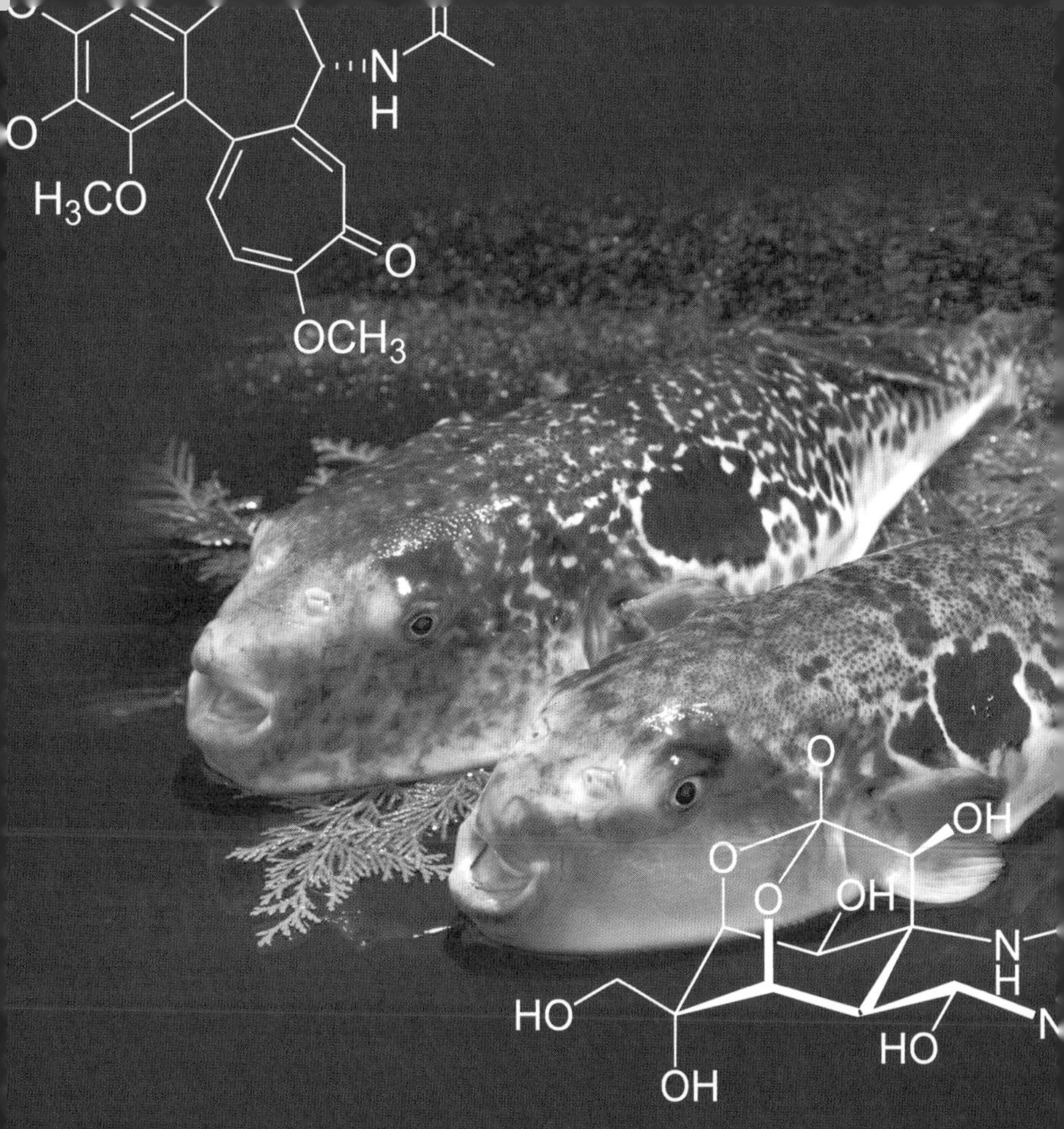

Chapter.8 危険な食器・調理器具

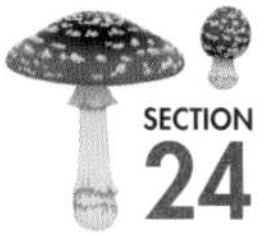

SECTION 24

陶磁器

これまで、食べると危険な物を見てきました。つまり、危険な食品です。しかし、食卓に関わる物は食品ばかりではありません。食器や加熱器具も使用します。本章ではこのような、食品以外の危険物を見ていくことにしましょう。

! 鉛の危険性

鉛は身近な金属の一つです。釣りのおもり、散弾銃の弾丸、スズとの合金としてハンダの原料、鉛蓄電池の電極および溶液の硫酸鉛$PbSO_4$などとして広く用いられています。

❶ 鉛の毒性

しかし、鉛の毒性は高く、急性中毒では嘔吐、腹痛、ショックなどが現れます。一方、慢性中毒では貧血や消化器系の症状のほかに、神経症状が現れることが特色です。

金属鉛による急性中毒は多くないようですが、有機物と結合した鉛は危険です。かつてアンチノック剤として用いられた四エチル鉛($(CH_3CH_2)_4Pb$)などのアルキル鉛は有機物と結合した鉛化合物です。アルキル鉛は現在も航空機の燃料に使われています。

しかし、金属鉛も有害である可能性があることから、鉛を排斥しようとの動きが活発になっています。かつては水道管に鉛が使われましたが、現在では廃止されています。ハンダは鉛の代わりにビスマスなどを用いた無鉛ハンダに代わりつつあります。

また、散弾銃の弾丸を小石と間違えて食べて鉛中毒になった鳥の肉を食べると、人間も鉛中毒になる可能性があるとして、散弾の弾丸も鉛以外のものに変わりつつあります。

❷ 鉛と歴史

ローマ皇帝には有名なネロのように、若いときには聡明だったのに、ある年数が経つと精神的な異常さが目立つ人物がいますが、それは鉛中毒のせいではないかという説があります。

　というのは、ローマ人はワインを好みましたが、当時のワインは酸味の強いものしか無かったようです。そこでその酸味を減らすため、鉛の容器でワインを温めたのです。このようにすると、ワインの酸味の素である酒石酸が鉛と化合して甘い酒石酸鉛に変化します。そのような鉛入りワインを飲み続けた結果、精神に疾患が生じたというのです。

　１８４５年、イギリスのジョン・フランクリンは１３４人の大部隊を率いて北極探検に行き、全員遭難の悲劇を生みました。その原因の一つは、食料に持参した缶詰の溶接部分から鉛が溶け出し、そのため隊員の判断能力が鈍ったことであるといわれています。

　ベートーベンが聾になったのも鉛のせいとする説もあります。当時のヨーロッパでは、ワインに白粉《おしろい》を振って飲む習慣がありました。当時の白粉は炭酸鉛$PbCO_3$であり、これを振ると酒石酸鉛ができて甘くなるのです。ベートーベンはこのようにしたワインが好きだったので、それで聴覚を失ったというのです。

① 陶磁器釉薬

一般に焼き物と言われる陶器や磁器は、粘土で形作った容器を1000℃以上の高温で焼き固めたものです。陶磁器の中で、硬く、薄く、白くて透水性の少ないものを磁器といいますが、陶器との間に科学的な差異があるわけではないようです。

❶ 釉薬の効用

しかし、粘土質の容器を焼いただけの素焼きでは、十分な不透性が得られないだけでなく、色彩も限られ、模様も描けません。そこで、素焼きの表面にガラス質の膜を張ることが考え出されました。それが釉薬《ゆうやく》(上薬《うわぐすり》)です。

釉薬の原料は主に長石、珪石、石灰です。そして、色を着けるために加えるのが重金属なのです。釉薬が危険性を帯びるとしたら、この重金属以外にはないと言ってもよいでしょう。織部焼《おりべやき》の緑、辰砂釉の赤、染付けの青、灰釉の淡い緑、これはそれぞれ銅、銅、コバルト、鉄の色なのです。

❷ 釉薬の危険性

織部や辰砂釉に銅が入っているとは言っても微量であり、ほとんど問題はないと言って良いでしょう。問題になるのは鉛です。釉薬に鉛を用いると鮮やかな色に発色し、しかも焼成温度が低くてよいため、簡単便利経済的と何拍子も揃っています。

しかし、鉛の毒性は先で見た通りです。特に鉛の入った釉薬の場合、焼成温度が低く、柔らかいため、使用中に欠け落ちたり、酸（酢の物）で溶けて出る恐れがあります。このようなものは、大体が低廉なものに多いので、鮮やかであまりに安い焼き物は購入しないに限ります。

鉛釉を使った食器は高価な物にもあります。それは茶道で好んで使われる楽焼です。黒や茶色でボッタリと厚く、軟らかそうな茶碗にタップリと掛けられているのは鉛釉です。たまにお茶を飲む分には問題ないでしょうが、楽焼の向付《むこうづけ》に酢のものを盛ったりするのは避けた方が賢明でしょう。酢の酸で鉛が溶け出す可能性は否定できないでしょう。

❗ガラス・七宝

金属が色を着けるのは焼き物の釉薬だけではありません。

❶ガラス

ガラスの色も金属の色なのです。釉薬がガラス質であることを考えれば、陶磁器とガラス両者の着色成分が同じなのは当然です。問題はガラスの発色剤です。ガラスは1000℃以上に加熱して作ります。有機物は残らず分解します。つまりガラスの色は金属の色なのです。赤は、金、銅、カドミウムなどです。青はコバルト、緑は銅、黄色はカドミウム、鉛等、各色各様です。

また、クリスタルグラスには鉛がタップリ入っています。高級品では酸化鉛PbOが製品の重さの30%以上も入っています。クリスタルグラスが重いのはそのためです。ガラスに鉛を入れると透明度が高くなり、かつ軟らかくなるのでカットしやすくなるのです。

クリスタルグラスを花瓶や飾り物に使うには何の問題もありませんが、梅酒のような酸味の強い液体を長期間保存するのは問題があるかもしれません。同じようにクリスタルグラスと言われても、モーゼルのようなカリクリスタルは鉛でなくカリウムKを用いていますから安全です。最近では鉛の代わりにチタンTiやランタンLaなどを用いたガラスも開発されています。

❷ 七宝焼き食器

七宝焼きの食器というのはあまりありません。多くは飾り物、せいぜいがおしぼり置き程度でしょう。しかし、海外土産の小型のスプーンなどに七宝が施されているものがあります。七宝は簡単に言えばガラスの粉を金属に塗り、それを加熱してガラスの粉を定着したものです。

このような七宝焼に、酸を長時間接触したらどうなるかは想像できます。しかし、七宝焼のしかも内面まで七宝焼という瓶は、多分無いでしょう。ということでよほど特殊でない限り、心配することは無いでしょう。

SECTION 25

プラスチック食器

多くの家庭でプラスチック食器が用いられています。

！二種類のプラスチック

プラスチックには基本的に異なる二種類があります。一つはポリエチレン、ナイロン、ペットなど、加熱すると軟らかくなる普通のプラスチックです。「熱可塑性樹脂」と言われます。

もう一つは、味噌汁のお椀、フライパンの握りなどのように、加熱しても軟らかくならないもので、「熱硬化性樹脂」と言います。つまり、熱可塑性樹脂と熱硬化性樹脂は、同じプラスチックとは言いながら、全く異なる分子構造を持っているのです。

ⓘホルムアルデヒド

熱硬化性樹脂の原料にはホルムアルデヒドという非常に毒性の強い物質が用いられます。しかし、化学反応では、原料分子が反応して製品分子に変化したら、原料分子は完全に変質し、その毒性は跡形も無くなります。つまり、化学反応においては、原料の性質は製品に反映されないのです。

しかし、化学反応は100％進行することはほとんどありません。製品の中には数百万分の1（ppm）か数十億分の1（ppb）濃度の原料が残ります。これが害を起こすことがあり、その例がシックハウス症候群です。

同じような例が学校給食の食器でも問題になりました。それは熱硬化性樹脂の一種でできた物でした。しかし、現在では製造法、製品チェックとも改善され、ホルムアルデヒドの残存濃度は健康に問題の無い程度にまで削減されています。

ⓘ可塑剤《かそざい》

1970年代に起こったベトナム戦争で、負傷した兵士に輸血したところ、ショック症状を起こす兵士が出ました。原因を調べたところ、ちょうどこの頃輸血のチューブを塩化ビニール(塩ビ)製に切り替えたことがわかりました。原因は可塑剤だったのです。

塩化ビニールそのものは陶器のように硬い物質です。しかし、塩化ビニールのチューブやフィルムは軟らかくてグニャグニャです。これは塩化ビニールに可塑剤という軟らかい化学物質を混ぜているからです。可塑剤の量は製品重量の50%を越えると言いますからハンパでありません。

兵士がショックを起こしたのは、輸血血液にこの可塑剤が溶け出したからだったのです。現在は改善されているに決まっています。しかし、このような問題が起こる可能性があることは記憶して良いことではないでしょうか?

SECTION 26

フライパン

最近まで、傘や靴の撥水剤、床の防水塗料などに用いられた物質に、ＰＦＯＳやＰＦＯＡがあります。Ｐはたくさん（poly）、Ｆはフッ素（fluorine）、Ｏはオクタン（炭素数８個の有機物）、Ｓは硫酸類似体、Ａは酸を表すイニシャルで、各々、図のような構造の化合物です。いずれも自然界には存在しない、合成物質です。

ＰＦＯＳやＰＦＯＡはテフロン加工のフライパンを作る際に基材とテフロンを接着する接着剤の働きをします。

！フッ素コーティング剤の危険性

ＰＦＯＳやＰＦＯＡは炭素とフッ素が化合した有機フッ素化合物の一種ですが、炭素とフッ素の結合は非常に強いです。そのため、この化合物も有機塩素化合物と同じように、環境中に放出されても分解されることなく、いつまでも滞留して、結果的に食物連鎖を経由して人体に堆積されることになります。

ＰＦＯＳなどの毒性は低いものと思われていましたが、最近の研究では有害なことが認められています。すなわち、活性酸素を増産する作用があるため、結果的に発ガン作用、あるいはコレステロールの代謝を阻害するといわれています。

ⓘフッ素コーティング剤の残留

ＰＦＯＳなどは水溶性のため、一般には体内に蓄積されることは少ないと見られるのですが、ＰＦＯＳなどは例外的に血液、肝臓、胆嚢などに蓄積されることが明らかになっています。グラフは国別の蓄積量を比較したもので

●フッ素コーティング剤

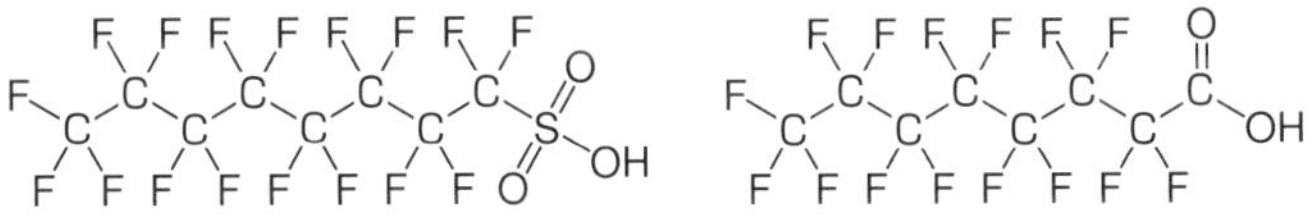

PFOS　　PFOA

す。ポーランドやアメリカで高くなっていますが、3番目は日本であり、楽観はできません。

有機フッ素化合物や有機塩素化合物など、分解されずに環境に残留し続ける有機物を残留性有機汚染物質、POPSと言います。このような化学物質を削減しようという国際的な条例があり、ストックホルム条約と呼ばれます。これは2005年に発効した条例であり、これまでにDDT、ダイオキシンなどが削減対象として上げられてきました。そして2009年、この条約によってPFOSなどが削減対象として挙げられたのです。

今後、このような物質が環境に放出されることの無いよう、厳重な監視が大切になります。

●フッ素コーティング剤の蓄積量(ng/ml)

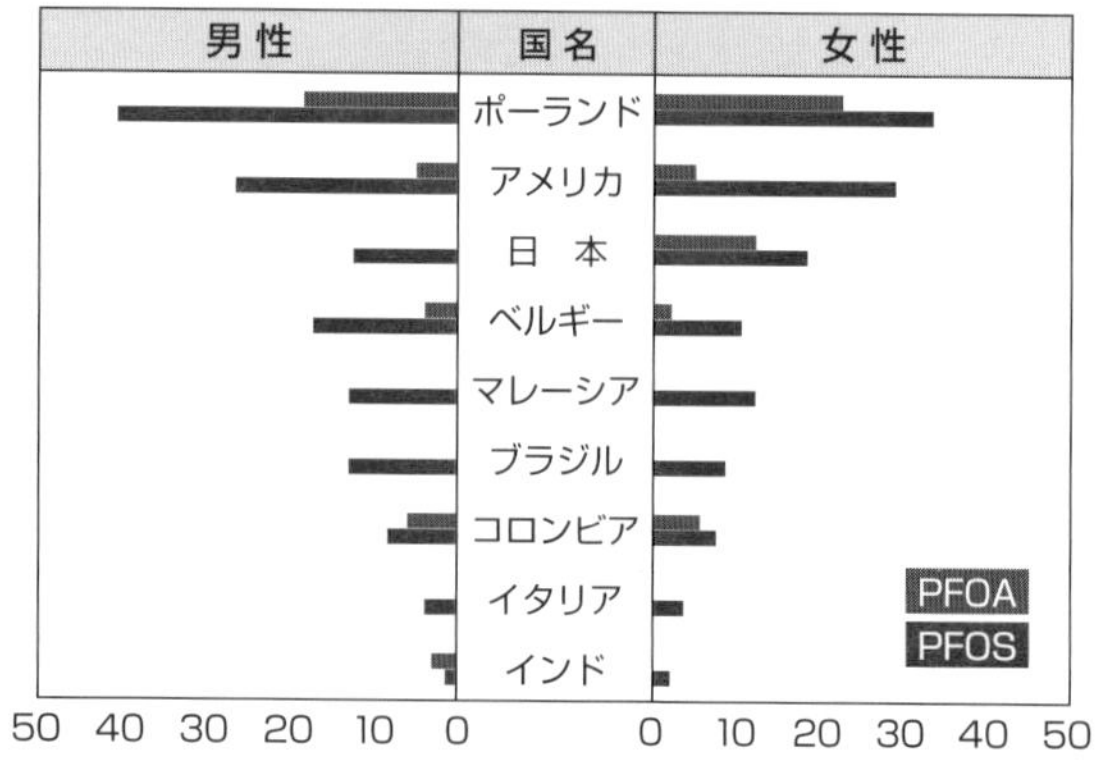

出典：K.C.Kannan et al.,(2004年)

SECTION 27

電子レンジ・ＩＨヒーター

いまや電子レンジは無い家庭が無いと言われるほど普及しています。またＩＨヒーターは食卓の上に置かれて鍋料理などで活躍しています。これらの危険性はどのようなものでしょう。

! 電子レンジ

電子レンジはマイクロ波で食物中の水分子を高速で振動させ、その摩擦熱で加熱する装置です。

マイクロ波は電波の中でも特に波長が短いものを言います。電子レンジで使うマイクロ波の波長はおよそ12㎝です。これですと振動数は２４５０㎒、すなわち、１秒間に24億５０００万回振動します。これは１秒間に24億５０００万回プラスマイナスが入れ替わることを意味します。

水分子はプラスの部分とマイナスの部分を持っています。外部から電圧（電界）が掛かるとそれに応じて、プラスマイナスの方向を変えます。つまり、水分子にマイクロ波をかけると水分子は1秒間にこれだけの回数だけ向きを変えるのです。そのために摩擦熱を生じます。これが電子レンジの原理です。

もちろん、私たちの体にもたくさんの水分子が入っています。電子レンジと同じだけのマイクロ波を浴びたら、つまり電子レンジの中に入ったら、命が幾つあっても足りません。しかし、そのようなことはありえません。電子レンジには、マイクロ波が庫外に漏れないような防御が施してあります。したがって、マイクロ波は危険ですが、それを使った電子レンジに問題は無いということになります。

ⓘ IHヒーター

IHクッキングヒーターは、天板のすぐ下にコイルが設置してあります。このコイルに交流を流すと、コイルにそれと同期する誘導磁場が生じます。この磁場が天板の上に設置した金属製の鍋に伝わると、なべ底に誘導起電力が生じます。これが電熱器と同じようにジュール熱を発生するという原理で鍋を加熱して調理を行うものです。

IHヒーターには低周波方式と高周波方式があり、低周波方式では家庭の交流そのまま、つまり周波数50〜60の交流を用います。高周波方式ではインバーターを通して周波数をあげ、22k〜32kHz(22000〜32000Hz)とします。高周波方式ではホーローやステンレス鍋を使うことができ、雑音も無いため、最近は高周波タイプが主流と言います。

いずれにしろ、ヒーターの近くでは電磁波が発生することになります。しかしそれによって健康被害が起きたとの報告は無いようです。

電磁波が体に及ぼす影響は誰しもが気になるところです。そのため、国、民間を問わず、いろいろの機関が長い間調査研究をしていますが、害があるとの結果は出ていないようです。ただ、ものすごく強い電波に晒されると、チクチクするよう

●IHクッキングヒーター

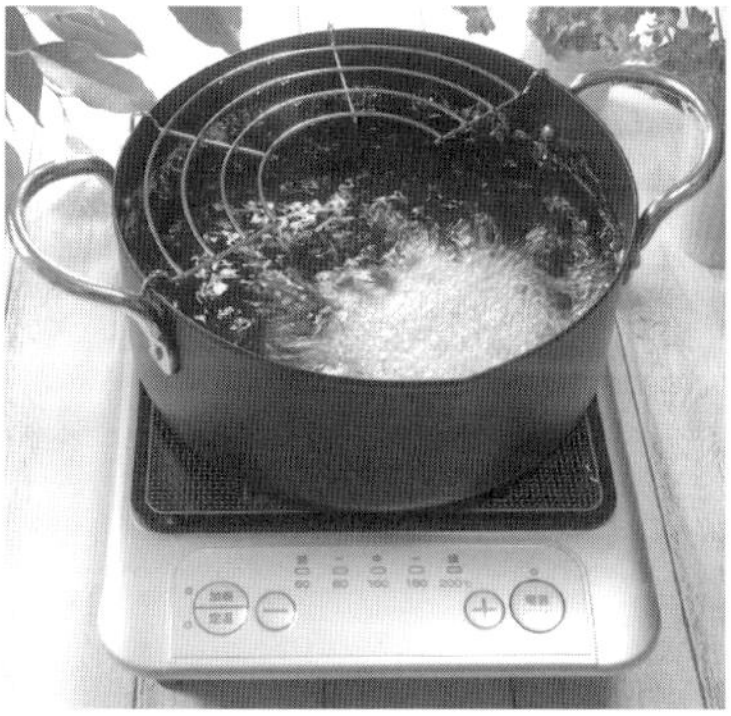

な刺激を感じる、あるいは強いマイクロ波の近くにいると、熱気を感じるということはあると言います。しかしこれらはどれも、日常生活ではありえないほどの特殊な状態です。

携帯電話は頭の近くで使うので、害があるのではという疑問もありますが、これに関しても実害の報告は無いと言います。

2007年にWHOが4ミリガウス(0・4マイクロテスラー)以上の磁界を発生する低周波に晒されている幼児は白血病になる確率が高いとの報告を出しましたが、それもハッキリした因果関係が認められるものではないと言います。

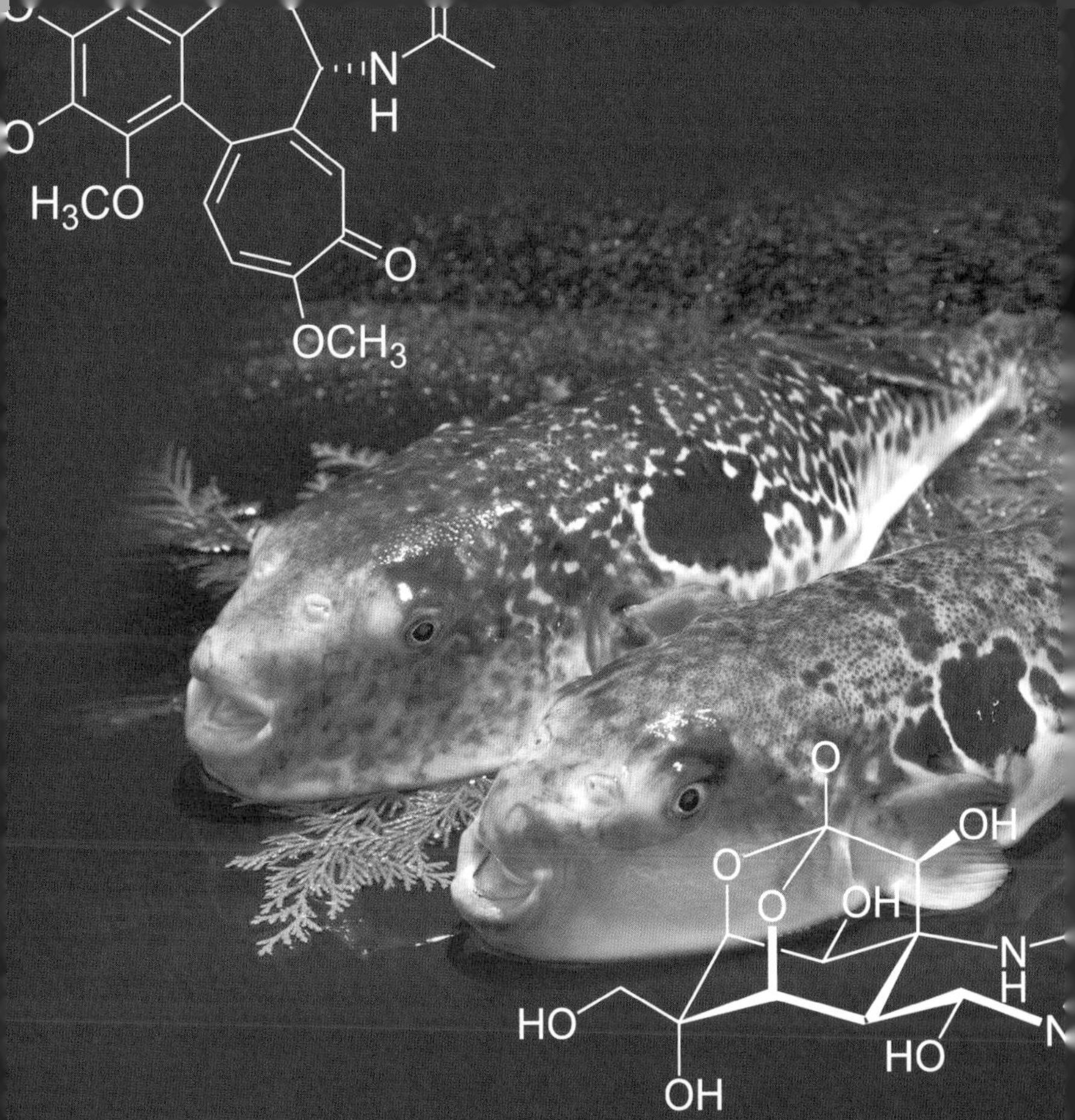

Chapter.9
危険な現代科学操作

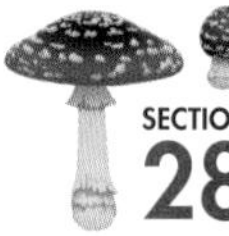

SECTION 28

遺伝子操作

現代科学は破竹の勢いで進化しています。現場に居る科学者本人がこんなに急ぐ必要があるのかと疑問に思うほどです。しかも現代では、明らかになった新知識、開発された新技術は間髪を入れず、民間に委譲、使用されます。その様なものに遺伝と放射線があります。

遺伝の知識と技術は遺伝子組み換え作物、ゲノム編集食品として、ある物は既に食卓に並び、ある物はすぐにでも並ぼうとしています。放射線の技術は殺菌、発芽処理はまだしも、突然変異を用いた品種改良にまで使用されています。

! 遺伝子

遺伝は二重ラセン構造でよく知られた核酸によって行われます。植物、動物の核酸にはＤＮＡとＲＮＡの二種類があります。親細胞から娘細胞へ遺伝情報を伝えるのがＤＮＡです。ところがこのＤＮＡには歴史的に蓄積した不要な情報が沢山紛れ込んでいます。ＤＮＡの情報のうち、実際に遺伝に役立つ情報は5％とも10％とも言われます。

この、ＤＮＡの遺伝に役立つ部分を遺伝子と言い、それ以外の部分をジャンクＤＮＡと呼びます。ＲＮＡは娘細胞において、親から来たＤＮＡのうち、この遺伝子部分だけを集めた物なのです。娘細胞ではこうして自分が作ったＲＮＡを設計図にして、実働ＲＮＡや種々の酵素が働いてタンパク質を作ります。

ですから、親から受け継ぐのはこのタンパク質のセットということになります。タンパク質は焼き肉のお肉やお刺身になるだけではありません。それの何万倍も重要な働きをしているのは酵素です。酵素は生化学反応を支

●DNA

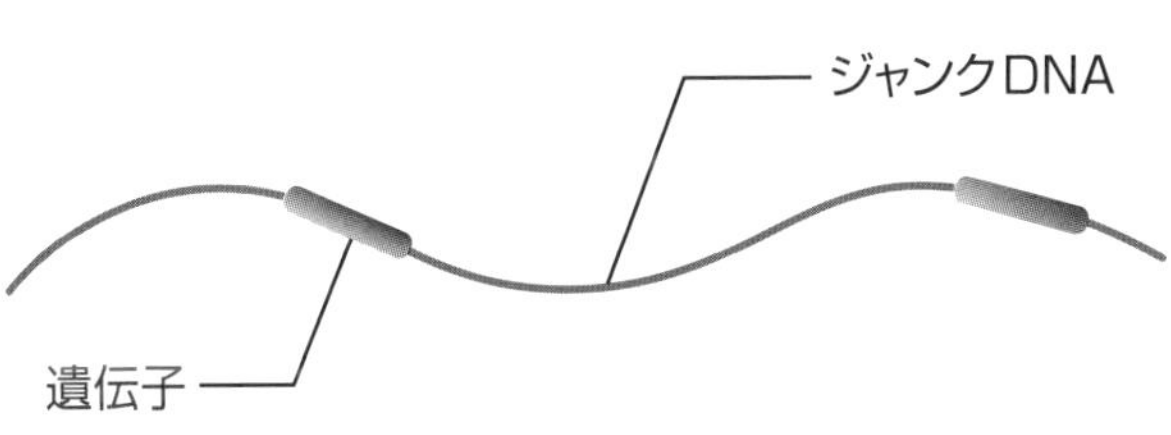

配することによって、個人の形質や性格までをも作り上げるのです。

❗遺伝子工学

このようなことで、ＤＮＡを変えれば、個人の性質だけでなく、種としての形質、性質までをも変化させることが可能です。

❶交配

人類は遺伝子などという概念を持たないうちから、植物や動物の遺伝子を人為的に改変してきました。それが交配です。より太る豚、より速く走る馬、より美しい花、より大きな花。このように人間に役立つ生物を交配によって作り上げてきました。しかし交配でＤＮＡを変化できるのは限定的です。いくら頑張っても豚と馬を交配させることはできません。まして豚と花を交配させようとしたら、笑われるだけです。交配には種という厳然たる門番が立ちはだかるのです。

❷ 遺伝子工学

このDNAを人為的に改変する事は出来ないか。その様な意図で開発されたのが遺伝子工学と言われる分野です。これはDNAの一部分を取り去ったり、新しい遺伝子を継ぎ足したりすることによって新しいDNAを作り、それを設計図にして新しい生物を作ろうと言う試みです。

この試みがうまく行けば、不治と言われた遺伝子疾患を治すことが出来るでしょう。しかしこの操作は、全く異なる種類の生物の遺伝子を繋合わせることをも可能とします。豚と馬を交配することは不可能ですが、豚のDNAと馬のDNAを接合することは簡単なことです。

このようにして作った卵子を馬の子宮に入れて育てたとしたら、生まれた動物は何と呼べばよいのでしょう? そんな笑い事では済みません。生まれてくる動物の形態、性質はどうなのでしょう? 怪物ではないのでしょうか。獰猛で残忍ではないのでしょうか?

昔の神話ではこのような動物をキメラと呼びました。ギリシア神話で出てくる上半身が人間で下半身が馬の神、北欧神話に出てくる上半身が美人で下半身がヘビの神などです。このような動物が現われたらどうしましょう?
というような疑念、恐れが出てくるのは当然です。ということで遺伝子工学は厳重な監視の下でだけ行うことのできる研究となっています。

❗遺伝子組み換え作物

このような遺伝子操作は限定的ですが既に行われ、何種類もの新しい作物が誕生しています。これらは、収量が多い、病気や害虫に強い、味が良いなどという優れた性質を持っていると言われます。しかし、中には先に農薬の項で見たように、除草剤のラウンドアップに耐性を持つというように改良されたものもあります。

遺伝子組み換え作物は世界的に多種類が生産、消費されています。しかし、日本では遺伝子組み換え作物の栽培は許されていません。しかし輸入は限定的に許可されています。輸入許可された作物は大豆、ジャガイモ、ナタネ、トウモロコシ、アルファルファ、パパイア、テンサイ、ワタの8品目だけです。

しかし、加工食品の原料に紛れ込まれたら、発見、輸入阻止をするのは事実上不可能でしょう。

幸いなことに、遺伝子組み換え作物に異常が見つかったとの検査報告は無いと言いますし、実際に害が現われたとの報告も無いと言います。しかし、遺伝子組み換え作物は開発されて間もない食品です。いたずらに先を急ぐのでなく、着実に安全性を確かめながら進めるのが賢明というものでしょう。

ゲノム編集食品

最近よく聞くのが「ゲノム編集」という言葉です。ゲノムは先に見た「DNA」です。「編集」はそのものズバリ、文章や著作を改変する技術です。つまり、ゲノム編集というのは「DNA」を「編集」することなのです。

「組み換え」と「編集」で何が違うのかということですが、この場合の編集は「他の生物の遺伝子」を関与させないということです。つまり、豚の「ゲノム編集」で行うことは、豚のDNAの一部を取り去ったり、遺伝子の位置を交換したりということだけです。ですから、キメラが生まれる可能性はありません。しかし、ゲノムを取り去られた動物はどのような姿になるのでしょうか？

目下考えられているのは鯛のゲノム編集です。鯛のＤＮＡには「筋肉の量を一定量以上に増やさない」遺伝子が入っているのだそうです。そこで、この遺伝子を取り去った所、筋肉量が20％増えた鯛ができたのだそうです。

これは確かに筋肉が増えたマッチョ鯛でしょうが、それが美味しいかどうかはこれからの消費者の判断にゆだねられます。それよりこの様なマッチョ鯛が養殖の網から抜けだしたら、近くの小魚にとっては脅威ではないのでしょうか？　小川に放たれたブラックバスのような問題が起きなければよいのですが。

SECTION 29

放射線照射

生物に放射線を照射するとＤＮＡが損傷されます。すなわち、遺伝を司るＤＮＡが変質、変化するのです。このＤＮＡの指示によって作られた生物も、本来の生物とは異なった物になるでしょう。この様な変化を突然変異と言います。空想の産物に過ぎませんが、ゴジラはこのような変化によって誕生したものという設定だそうです。

生物に対する放射線照射は、生物に放射線を人為的に照射することによってＤＮＡを損傷させ、突然変異によって生じた変異株のうち、人間の要求に合った株だけを選択培養することによって品種改良を行おうという技術です。

ⓘ 放射線とは

原子は電子と電子雲と言われる雲のような物の中心に在る、小さくて密度のものすごく大きい原子核という2種類の粒子からできています。放射線は、この原子核がいろいろの反応を起こすときに照射される高エネルギーの粒子や電磁波の事を言います。主な放射線にはα(アルファ)線、β(ベータ)線、γ(ガンマ)線、中性子線などがあります。

α線はヘリウムと言う原子の原子核が高速で飛ぶもの、β線は電子が高速で飛ぶもの、中性子線は中性子と言う微粒子が高速で飛ぶものです。それに対してγ線は物質ではなく、電磁波であり、光のようなものです。つまり紫外線よりうんと高エネルギー電磁波であるX線と同じものです。生物の品種改良に使うのは主にγ線です。

①ガンマーフィールド

放射線照射による品種改良は、茨城県常陸大宮市にある農林水産省の放射線育種場のガンマーフィールドという試験農場で行われます。この施設は半径100mの円形農園であり、中心にγ線の線源であるコバルト60が設置してあります。

❶ γ線照射の例

γ線照射によって改良された例を見てみましょう。

・大豆

生の大豆は青臭くて食べにくいものですが、最近の豆乳は青臭さが減り、飲みやすくなりました。これは放射線育種により、青臭さの原因となるリポキシゲナーゼという酵素を除いた「いちひめ」という大豆が使用されているからです。

・稲

風の影響に強く倒れにくい「レイメイ」や、収穫量が多い「アキヒカリ」などの稲も放射線育種でつくられたものです。

・梨

「二十世紀梨」は美味しい梨ですが、ナシ黒斑病という病気にかかりやすいと言う欠点があります。ガンマ線照射を行った結果、黒斑病への抵抗性を持つ以外は二十世紀梨とほぼ同じ性質を持つ梨を生み出すことに成功しました。この梨は「ゴールド二十世紀」と名付けられて市販されています。

・花

トルコギキョウは大輪花の品種が多いのですが、放射線育種によって小輪で多くの花をつける品種が開発されました。

・キノコ

最近は、純白のエノキタケが市販されていますが、これも、放射線育種によって褐色にならないよう改良されたものです。

❷ 発芽阻止

ジャガイモの芽や小さなジャガイモ、あるいは光が当たって青くなったジャガイモの皮にはソラニンという毒物が含まれ、食べると中毒症状が現われます。しかし、ジャガイモにγ線を照射すると、芽が出なくなるのでこのような障害を防ぐことができます。ただし、この様な処理は広く行われているわけではなく、北海道の特定地域のジャガイモにだけ行われています。この様なジャガイモの容器には放射線処理を施したことが明記されているそうです。

❸ 害虫駆除

放射線照射は植物を改良することだけに用いられるのではありません。害虫を駆除するのにも用いられます。

ウリミバエは体長7～8㎜の小さいハエですが、キュウリ、カボチャ、ピーマンなど多くの野菜に寄生する困った害虫です。しかしこの害虫は現在では完全に駆除され、日本にはいません。

これは放射線照射のおかげです。つまり工場で人工的に繁殖させたハエのオスのさなぎに放射線を照射して不妊化します。このオスを野外に放すと、このオスが関与した卵は孵化しなくなります。この操作を繰り返し行うことで、害虫の根絶に成功したのです。

ま行

ら行

わ行

た行

な行

は行

■著者紹介

齋藤《さいとう》　勝裕《かつひろ》

名古屋工業大学名誉教授、愛知学院大学客員教授。大学に入学以来50年、化学一筋できた超まじめ人間。専門は有機化学から物理化学にわたり、研究テーマは「有機不安定中間体」、「環状付加反応」、「有機光化学」、「有機金属化合物」、「有機電気化学」、「超分子化学」、「有機超伝導体」、「有機半導体」、「有機EL」、「有機色素増感太陽電池」と、気は多い。執筆暦はここ十数年と日は浅いが、出版点数は150冊以上と月刊誌状態である。量子化学から生命化学まで、化学の全領域にわたる。更には金属や毒物の解説、呆れることには化学物質のプロレス中継?まで行っている。あまつさえ化学推理小説にまで広がるなど、犯罪的?と言って良いほど気が多い。その上、電波メディアで化学物質の解説を行うなど頼まれると断れない性格である。著書に、「SUPERサイエンス 人類を救う農業の科学」「SUPERサイエンス 貴金属の知られざる科学」「SUPERサイエンス 知られざる金属の不思議」「SUPERサイエンス レアメタル·レアアースの驚くべき能力」「SUPERサイエンス 世界を変える電池の科学」「SUPERサイエンス 意外と知らないお酒の科学」「SUPERサイエンス プラスチック知られざる世界」「SUPERサイエンス 人類が手に入れた地球のエネルギー」「SUPERサイエンス 分子集合体の科学」「SUPERサイエンス 分子マシン驚異の世界」「SUPERサイエンス 火災と消防の科学」「SUPERサイエンス 戦争と平和のテクノロジー」「SUPERサイエンス 「毒」と「薬」の不思議な関係」「SUPERサイエンス 身近に潜む危ない化学反応」「SUPERサイエンス 爆発の仕組みを化学する」「SUPERサイエンス 脳を惑わす薬物とくすり」「サイエンスミステリー 亜澄錬太郎の事件簿1　創られたデータ」「サイエンスミステリー 亜澄錬太郎の事件簿2　殺意の卒業旅行」「サイエンスミステリー 亜澄錬太郎の事件簿3　忘れ得ぬ想い」「サイエンスミステリー 亜澄錬太郎の事件簿4　美貌の行方」「サイエンスミステリー 亜澄錬太郎の事件簿5［新潟編］　撤退の代償」(C&R研究所)がある。

編集担当：西方洋一 ／ カバーデザイン：秋田勘助(オフィス・エドモント)
写真：©PaylessImages - stock.foto

SUPERサイエンス
身近に潜む食卓の危険物

2020年5月1日　　初版発行

著　者　齋藤勝裕
発行者　池田武人
発行所　株式会社　シーアンドアール研究所
新潟県新潟市北区西名目所4083-6(〒950-3122)
電話　025-259-4293　FAX　025-258-2801
印刷所　株式会社　ルナテック

ISBN978-4-86354-304-1 C0043